养生图解

艾灸

编委会

主　编：叶既国　王军民　徐晓峰　石镇东
副主编：吴　升　马峥嵘　余　芳　周先珊
　　　　贡　瑾　孙里杨　汪　春　李霄茜
　　　　王　琼
编　委：吴敏魁　罗志安　王　茜　谢　漫
　　　　俞叶纲　凌　霞　谷成晓　许秀娟
　　　　沈林亚　汪青萍　祝春华　王立君
　　　　宋　梦　鲁　珊　郑　谦　章　立
　　　　陆允艾　蒋莉莉　苏萍萍　顾　硕
　　　　尹戴佳佳

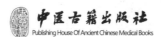

图书在版编目（CIP）数据

养生图解·艾灸/叶既国，王军民，石镇东，徐晓峰主编. —北京：中医古籍出版社，2017.9
ISBN 978-7-5152-1566-2

Ⅰ.①养… Ⅱ.①叶… Ⅲ.①养生（中医）—图解②艾灸—图解 Ⅳ.①R212-64 ②R245.81-64

中国版本图书馆CIP数据核字（2017）第235512号

养生图解·艾灸

主　编　叶既国　王军民　石镇东　徐晓峰

责任编辑	梅　剑
封面设计	夏　飞
出版发行	中医古籍出版社
社　　址	北京东直门内南小街16号（100700）
印　　刷	北京柯蓝博泰印务有限公司
开　　本	710mm×1000mm　1/16
印　　张	12
字　　数	150千字
版　　次	2017年10月第1版　2017年10月第1次印刷
印　　数	0001～3000册
书　　号	ISBN 978-7-5152-1566-2
定　　价	30.00元

前　言

现代人的生活节奏越来越快，作息时间不合理，再加上心理压力，身体很容易处于亚健康状态。处于亚健康状态的人会经常生病，但动不动上医院往往会疲于奔命，效果却不一定好。随着人们自我保健意识的提高，通过自然疗法，不吃药不打针，在最自然的状态下强身治病，成了人们的最佳选择。在这些疗法中，艾灸是很特别的一种。

艾灸具有悠久的历史，是中医外治疗法的重要组成部分，也是经过几千年来摸索，逐步总结出来的经验疗法。艾灸的神奇之处在于，可以由表及里，通过不伤害身体的方式，取得治疗深入身体内部的效果。

中医认为，人体中的经络系统负责输送全身的气血，当经络不通时，邪气侵入，人就会生病。艾灸可以刺激身体的相应穴位，引起人体自身的反应，促进气血在经络中循环、流动，疏通阻塞的经络，调节脏腑，病症因此得以治愈。艾灸效果往往立竿见影，手法也十分灵活，古代艾灸多采用疤痕灸，现在多采用无伤、无疤的灸法。由于采用了纯阳的艾绒，艾灸可以在不接触身体的情况下，使疗效直达机体深处，相对于其他的自然疗法，这是艾灸的独特优势。

本书的特点是内容丰富，图文并茂，可操作性强。通俗易懂的语言配合大量图片，使没有中医基础的家庭用户也能方便地进行自我保健。本书用大量篇幅对常见疾病做了分类，对各种疾病的治疗原则和艾灸手法做了明确的讲解。疾病重在预防，本书为此总结了常见疾病的治病因素和易感人群，以及如何针对性地预防保健。

艾灸的重点，在于激发人体自身的调节功能，因此不但能治病，还能强身健体，延寿养生。在疾病的治疗过程中，真正能够"治本"的还是人的自身。希望读者通过学习艾灸，领会这一精神，成为自己的保健医生，养成良好、健康的生活习惯，维持身体健康，预防疾病。

目　录

中医艾灸，神奇而不神秘 … 1
艾灸是最古老的中医疗法 … 1
艾灸有哪些方法 … 3
艾灸保健的特点 … 7
艾灸治病的原理 … 9
艾灸必备制品 … 11
艾灸的手法有讲究 … 14
艾灸注意事项与禁忌 … 17
艾灸发生意外不要慌 … 20

艾灸补益的方法 … 23
艾灸补益有哪些取穴方法 … 23
补益阳气，让气血畅行无阻 … 26
家庭艾灸祛"虚寒" … 28
艾灸抗衰老，让你健康长寿 … 29
艾灸保健调理亚健康 … 32
艾灸疗法增进食欲，增强抵抗力 … 34

呼吸系统疾病的艾灸外治疗法 … 36
感　冒 … 36
咳　嗽 … 38
哮　喘 … 40

胸膜炎 ··· 42

肺结核 ··· 43

慢性支气管炎 ··· 45

心血管系统疾病的艾灸外治疗法 ································ 48

高血压 ··· 48

高血脂 ··· 51

心律不齐 ·· 53

消化系统疾病的艾灸外治疗法 ···································· 56

胃 痛 ··· 56

急性胃肠炎 ··· 58

结肠炎 ··· 60

腹 泻 ··· 62

便 秘 ··· 65

肠易激综合征 ·· 69

脂肪肝 ··· 70

泌尿系统疾病的艾灸外治疗法 ···································· 73

尿 频 ··· 73

遗 尿 ··· 74

水 肿 ··· 76

膀胱炎 ··· 78

肾结石 ··· 79

神经系统疾病的艾灸外治疗法 ···································· 81

头 痛 ··· 81

中风偏瘫 ·· 83

神经衰弱 ·· 85

三叉神经痛 ··· 86

面 瘫 ··· 88

坐骨神经痛 ··· 90

五官科疾病的艾灸外治疗法 ································· 93
　　口腔溃疡 ································· 93
　　耳鸣耳聋 ································· 95
　　鼻　炎 ································· 97
　　牙　痛 ································· 99

骨科疾病的艾灸外治疗法 ································· 101
　　颈源性眩晕 ································· 101
　　风湿性关节炎 ································· 102
　　类风湿性关节炎 ································· 104
　　肩周炎 ································· 106
　　腰肌劳损 ································· 108

妇科疾病的艾灸外治疗法 ································· 110
　　月经不调 ································· 110
　　痛　经 ································· 113
　　闭　经 ································· 115
　　崩　漏 ································· 116
　　带　下 ································· 118
　　经前乳房胀痛 ································· 120
　　盆腔炎 ································· 122
　　女性不孕症 ································· 124
　　产后缺乳 ································· 125
　　产后尿潴留 ································· 128
　　子宫脱垂 ································· 130
　　外阴瘙痒 ································· 132

儿科疾病的艾灸外治疗法 ································· 135
　　小儿厌食症 ································· 135
　　小儿疳积 ································· 136
　　百日咳 ································· 138

小儿腹泻 ················· 140

　　小儿惊风 ················· 142

　　小儿夜啼 ················· 144

　　小儿呕吐 ················· 145

　　小儿遗尿 ················· 147

　　小儿佝偻病 ··············· 148

　　小儿疝气 ················· 150

　　小儿脱肛 ················· 152

男科疾病的艾灸外治疗法 ········· 154

　　阳　痿 ··················· 154

　　遗　精 ··················· 156

　　早　泄 ··················· 157

　　睾丸炎 ··················· 159

皮肤科疾病的艾灸治疗 ··········· 162

　　带状疱疹 ················· 162

　　湿　疹 ··················· 163

　　白癜风 ··················· 165

　　神经性皮炎 ··············· 167

　　银屑病 ··················· 169

附录一：常见穴位图 ············· 171

附录二：艾灸常用穴位速查表 ····· 175

中医艾灸，神奇而不神秘

艾灸是最古老的中医疗法

　　中国的中医文化博大精深，人们提起中医就会想到中药、针刺、拔罐等，往往忽视了一种纯自然的疗法——艾灸。在几千年的发展过程中，中医形成了多种治疗方法，应用最广的是针、灸、药、罐和推拿五大疗法，其中针、灸的的作用机理有相近之处，且具有相辅相承的治疗作用，通常并称为针灸。

　　艾灸使用燃烧后的艾条温灸人体穴位以治疗疾病，是物理疗法与药理疗法相结合的产物，具有奇特养生保健的作用。用灸法预防疾病，延年益寿，在我国已有数千年的历史。灸的发明可能始于原始人学会用火的时候，当原始社会的人们身体有某种疾病时，无意间受到火的烘烤，症状反而减轻，于是人们主动用各种树枝作为施灸工具，意图治疗病痛。艾草是古人占卦的工具，古人巫医不分，在长期的摸索中逐渐发展出艾灸这种神奇的治疗手段。

　　艾灸疗法在古代很多医书中都有记载。《黄帝内经》说"针所不为，灸之所宜"。古代医书《医学入门》中说："药之不及，针之不到，必须灸之。"这说明灸法是除药物、针刺之外的一种重要治疗方法，针

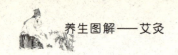

刺和吃药都不管用的病要用艾灸来治。《孟子·离娄篇》载:"今之欲王者,犹七年之病,求三年之艾也"。可见艾灸疗法在春秋战国时代已颇为流行。

东汉曹操之子曹翕的《曹氏灸方》是最早的艾灸专著。晋代《范东阳杂病方》中有灸法防霍乱使人"终无死忧"的记载,并首次提出"逆灸"的概念,即指使用灸法保健防病的预防性灸疗。到了唐代,太医署中专门设立了灸师和针师,唐代名医孙思邈在《千金方》中提倡针和灸并用。

经过后世的不断发展,艾灸疗法越来越系统化。宋代的著名医学家窦材著有医书《扁鹊心书》,书中重点倡导扶阳,强调阳气在人体生理、病理中的重要作用,他认为阳气的盛衰是人体生长衰老的根本,阳气的有无是人体生死存亡的关键。窦材认为,自古扶阳有三法,灼艾第一、丹药第二、附子第三。书中还强调了艾灸的保健养生作用,写道:"人无治病时,常灸关元、气海、命门、中脘,虽未得长生,亦可保百余年寿矣。"

明初朱权的《寿域神方》中曾提到艾灸,李时珍《本草纲目》、杨继州《针灸大成》等医书中还提到了在艾绒中加入麝香、穿山甲、乳香等药末。明代的《针灸聚英》也说"无病而先针灸曰逆,逆,未至而迎之也。"意指病未至灸之,重视机体自身潜能的激发。明清时期的著名医家范培兰、陈修园、叶天士等人都倡用艾灸,使艾灸疗法流传更广。

艾灸起源于中国,影响却遍布世界。艾灸疗法不仅应用于中国,在东南亚地区也有一定的影响力,在日本、朝鲜、韩国、新加坡、台湾等东南亚国家和地区,当地医界和民间都有采用过艾灸疗法。早在公元6世纪，艾灸疗法就传到了朝鲜、日本等国。日本《云锦随笔》记载，德川幕府时代，德川将军问已经一百多岁的万兵卫长寿之术，万兵卫答道："我家祖传每月月初八天，连续灸足三里穴。"德川将军听了惊叹不已。灸法在日本历来受到重视，在日本民间，提倡婴儿期灸身柱，即婴儿出生后不久，用小麦粒大的艾炷灸身柱穴，3柱左右，连续灸三日至十数日不等，可以促进健康发育。民国期间，著名针灸大师承淡安先生曾专程到日本考察。

几千年临床检验证明，艾灸是行之有效的治疗方法，它简便易操作，广泛应用于内科、外科、妇科、小儿科、皮肤五官科、以及多种慢性病的治疗，具有很好的治疗效果，同时也是防病保健、益寿延年的绝好保健法。然而，进入现代社会之后，针刺疗法不断得到发展，几乎成了针灸的代名词；而古代的艾灸疗法多采用疤痕灸的方式，在施治过程中，用点燃的艾炷直接在皮肤上烧，会烧灼患者经穴，产生疼痛感，并在身体上留下施灸的疤痕，不易为患者接受，逐渐受到了人们的冷落。

近年来，艾灸手法逐渐改良，多采用悬灸和温灸，不会损伤皮肤，更适合现代人的生活。再加上人们对艾灸疗效独特性的认识，艾灸疗法重新得到人们的重视。

艾灸有哪些方法

艾灸疗法是点燃艾炷、艾条，直接或间接作用于穴位以达到治疗和保健目的。艾灸法分艾炷灸和艾条灸，艾条灸又名艾卷灸，用艾条

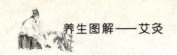

在穴位或病变部位进行艾灸，有时也在艾绒中加入辛温芳香药物制成药艾条灸，称药条灸。艾炷灸又有着肤灸（直接灸）、隔物灸（间接灸）之分。

一、艾条灸

艾条灸有温和灸、雀啄灸、回旋灸、实按灸、温针灸等多种操作方法。

1. 温和灸 温和灸是最常用的灸法。将艾条的一端点燃悬于施灸部位，大约3厘米左右高度，固定不移，使患者局部有温热感而无灼痛。一般每处灸3~5分钟，灸至皮肤稍起红晕为度。对于昏厥、局部知觉减退的患者和小儿，可将食、中两指，置于施灸部位两侧，通过手指的感觉来测知患者局部的受热程度，以便随时调节施灸距离，掌握施灸时间，防止烫伤。每穴灸10~15分钟，以皮肤出现红晕为度。对昏迷或局部知觉减退者，须随时注意局部温热程度，防止灼伤。现在有各种灸疗架，可将艾条插在上面，固定施灸更加方便。这种灸法的特点是，温度较恒定和持续，对局部气血阻滞有散开的作用，有温经通络、散寒祛邪、活血化瘀、软坚散结等功效，多用于病痛局部灸疗和慢性病症。

2. 雀啄灸 雀啄灸是将艾条一端点燃，悬于施灸部位约3厘米之上，将艾条象鸟雀啄食一样做一上一下移动，使艾条与施灸部位不固定在一定的距离，如此忽近忽远地施灸。当温度达灼痛时将火焰调到只有热感而无刺痛感的距离，待灼痛停止后再将火焰移近，如此反复操作约15~20分钟。因本法施灸时热力较强，故应注意避免烫伤皮肤。这种灸法的特点是，温度突凉突温，对唤起腧穴和经络的功能有较强的作用，因此适用于灸治远端的病痛和内脏疾病，多用于昏厥及儿童疾患。

3. 回旋灸 回旋灸，是将点燃的艾条，悬于施灸部位约3厘米高度，然后均匀地向左右方向移动或反复旋转施灸，移动范围约3厘米左右。一次灸15~30分钟左右，以局部出现温热潮红为度。这种灸法的特点是，温度呈渐凉渐温互相转化，除对局部病痛的气血阻滞有消散作用外，还能对经络气血的运行起到促进作用，故对灸点远端的病痛有一定的治疗作用。此法主要适用于病变面积较大的风湿痹痛、软组织损伤及皮肤病等。

4. 实按灸 实按灸是将艾条燃着端，隔布或棉纸数层，紧按在穴位上施灸，使热气透入皮肉，待火灭热减后，再重新点火按灸，每穴可按灸几次至几十次。如在艾绒内加进药物，再用纸卷成条状施灸，名为雷火神针或太乙神针灸法。实按灸常用于风湿痹症。

5. 温针灸 温针灸是针刺与艾灸结合应用的一种方法，使热力通过针身传入体内，适用于既需要留针而又适宜用艾灸的病症。操作时，将针刺入腧穴得气后，给予适当补泻手法而留针，将毫针固定在适当的深度，然后将纯净细软的艾绒捏在针尾上，或用艾条一段长约2厘米左右，插在针柄上，点燃施灸。待艾绒或艾条烧完后，除去灰烬，取出针。

6. 温灸器灸 温灸器灸是用金属特制的一种圆筒灸具，故又称温筒灸。其筒底有尖有平，筒内套有小筒，小筒四周有孔。施灸时，将艾绒或加掺药物，装入温灸器的小筒，点燃后，将温灸器之盖扣好，即可置于腧穴或应灸部位，进行熨灸，直到所灸部位的皮肤红润为度。温灸器灸使用方便，有调和气血，温中散寒的作用。

二、艾炷灸

艾炷灸需要将纯净的艾绒放在平板上，用手搓捏成圆锥形的艾炷。

常用的艾炷或如麦粒，或如苍耳子，或如莲子。灸时每燃完一个艾炷，叫做一壮。艾炷灸又分直接灸与间接灸两类。

1. 直接灸　将大小适宜的艾炷，直接放在皮肤上施灸。若施灸时需将皮肤烧伤化脓，愈后留有瘢痕者，称为瘢痕灸。若不使皮肤烧伤化脓，不留瘢痕者，称为无瘢痕灸。

（1）瘢痕灸，又名化脓灸，施灸时先将所灸腧穴部位，涂以少量的大蒜汁，以增加粘附和刺激作用，然后放置艾炷施灸。每个艾炷需燃尽自熄后除去灰烬，方可另换艾炷施灸，一般灸5~10次。在灸治过程中，由于火烧灼皮肤，可能产生剧痛，可用手在施灸部位的周围轻轻拍打缓解。灸后一周左右，施灸部位会化脓，5~6周左右灸疮自行痊愈，结痂脱落而留下瘢痕。《针灸问对》中说："若要安，膏肓、三里不要干"，即指这种疤痕灸。瘢痕灸一般是有经验的医生使用。常用于治疗哮喘、肺结核等慢性疾病。

（2）无瘢痕灸，先在所灸腧穴部位涂以少量凡士林或温水以增加粘附作用，再放上艾炷点燃，当灸炷所剩不多，患者感到微有灼痛时，即更换艾炷再灸。一般灸3~5次，至局部皮肤红晕而不起泡为度。本法灸后不化脓，不留瘢痕，病人易于接受，应用广泛。一般虚寒性疾患，均可此法。

2. 间接灸　间接灸，即艾炷不直接放在皮肤上，而用不同的药物隔开，由于所用药物不同，名称也不相同，如以生姜片间隔者称隔姜灸，以食盐间隔者称隔盐灸。

（1）隔姜灸，是用鲜姜切成直径大约2-3厘米、厚约0.2-0.3厘米的薄片，中间以针刺数孔，然后将姜片置于应灸的腧穴部位或患处，再将艾炷放在姜片上点燃施灸。当艾炷燃尽，再易炷施灸。灸完所规定的壮数，以使皮肤红润而不起泡为度。常用于因寒而到的呕吐、腹痛、腹泻及风寒痹痛等。

（2）隔蒜灸，是用鲜大蒜头，切成厚0.2－0.3公分的薄片，中间以针刺数孔，然后置于应灸腧穴或患处，然后将艾炷放在蒜片上，点燃施灸。待艾炷燃尽，易炷再灸，直至灸完规定的壮数。此法多用于治疗瘰疬，肺结核及初起的肿疡等症。

（3）隔盐灸，是用纯净的食盐填敷于脐部，或于盐上再置一薄姜片，上置大艾炷施灸。多用于治疗伤寒阴证或吐泻并作，中风脱证等。

（4）隔附子饼灸，是将附子研成粉末，用酒调和做成直径约3厘米、厚约0.8厘米的附子饼，中间以针刺数孔，放在应灸腧穴或患处，上面再放艾炷施灸，直到灸完所规定壮数为止。多用治疗命门火衰而致的阳痿、早泄或疮疡久溃不敛等症。

艾灸保健的特点

艾灸借艾火的纯阳热力和药力给人体以温热性刺激，通过经络腧穴的传导，来调节脏腑的阴阳平衡，以达到治病防病、养生保健的目的。艾灸的作用主要有：通经活络、行气活血、去湿逐寒、消肿散结、回阳救逆、防病保健。

一、针与灸的区别

不少人认为针和灸是同一种疗法，其实不然。虽然针和灸都是建立在人体经络穴位的认识之上，通过刺激人体穴位来达到治病养生的目的，但还是存在差别的。针疗产生的只是物理作用，而艾灸是药物

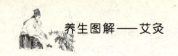

和物理的复合作用。而且两者治疗的范围也不一样，古语所谓"针所不为，灸之所宜"，指的就是其中的区别。

针灸疗法主要是通过针刺刺激人体穴位，会使人产生刺痛感，而艾灸疗法则是靠点燃的艾柱或艾条在人体相应穴位温灸，加上其本身的药理作用，会使人产生畅快轻松之感。长期进行灸疗可起到固本正阳，去病养生，扶正祛邪，延年益寿的功效，非常适合寒性体质壮阳养生。

针灸如把握不好会有一定的副作用，如果针消毒不好的话还可能会交叉感染，而艾灸则不然，属于外部自然疗法，没有副作用。在民间流传着"多年顽疾，艾灸除之"的说法，意思是对艾灸对治疗陈旧性顽疾有出乎意料的效果。

二、自我艾灸的好处

艾灸具有效果明显、简便易行、经济实用的优点，没有什么毒性和副作用，学会自我艾灸，可以强身健体，益寿延年。

艾灸难度不大，一看就懂，一学就会。艾灸以中医的脏腑、经络学说为理论基础，手持点燃的艾条，以温灸的方法作用于人体体表的特定部位以调节机体生理、病理状况，达到疗病养生的目的。作为一种物理疗法，艾灸简单易学，不需要有很深的中医知识，更不使用专业的医疗器材，只需要熟悉常见的穴位和灸法即可操作。人体的穴位遍布全身，从头顶到脚尖都有治疗疾病的物效穴位。平时可选择好记又方便的几大养生穴位，进行艾灸。比如：百会穴、神阙穴、合谷穴、关元穴、足三里等。

自我艾灸可以节省医疗费用，免去病人医院奔波之苦。只要掌握一些基本的艾灸保健方法，对日常生活中出现的小病小疾，大多数都能够进行自我治疗。

艾灸治病的原理

艾灸保健的原理是什么呢？传统中医和现代医学对艾灸都有自己的解释。

中医认为，艾性味苦、辛、温，入肝、脾、肾经，有温经止血，散寒止痛、祛风止痒之功，适用于虚寒腹痛、崩漏下血、月经不调、经行腹痛、带下病及皮肤湿疹瘙痒等，用艾制成各种艾条用以温灸，可使热气内达而温通气血，透达经络，治疗各种寒痛症。

艾灸可以刺激经脉腧穴，打通经络。艾灸人体腧穴时，人体经络腧穴有自我双向调节作用。如腹泻与便秘，完全相反的两种病态，可以只艾灸天枢一个穴位，即可解决便秘与腹泻两种问题。

艾灸后经络腧穴会有热敏感传现象。透热、扩热、传热、局部不热远部热、表面不热深部热等或者产生其他非热感觉，施灸或远离施灸部位出产生酸、胀、压、重、痛、麻、冷等感觉。

灸法能健脾益胃，固护后天。脾胃为水谷之海、后天之本，灸法对脾胃有着明显的强壮作用，《针灸资生经》说，"凡饮食不思，心腹膨胀，面色萎黄，世谓之脾胃病者，宜灸中脘。"在中脘施灸，可以温运脾阳，补中益气。例如：常灸足三里，不但能使消化系统功能旺盛，增加人体对营养物质的吸收，补充气血，濡养机体，还可防病、治病，抗衰老和延年益寿。

艾灸还能通调气血，保健强身。气血运行循经脉流行，方可营运

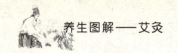

周身，濡养机体，正如《灵枢·本藏》说："经脉者，所以行气血，营阴阳，濡筋骨，利关节者也。"灸法其性温热，可温通经络，促进血液循环，调整脏腑功能，促进机体新陈代谢、增强抵御外邪、调和营卫，起到保健强身、防病治病的作用。现代研究证明，艾灸某些保健穴位，可以增加白细胞、红细胞的数量和吞噬细胞的功能，加强人体免疫力，提高健康水平。

艾灸还能培补元气，预防疾病。《扁鹊心书》说："夫人之真元，乃一身之主宰，真气壮则人强，真气虚则人病，真气脱则人死，保命之法，艾灸第一。"艾为辛温阳热之药，以火助之，两阳相得，可补阳壮阳，使人体真元充足，精力旺盛，则人体健壮，"正气存内，邪不可干"，从而发挥延年益寿，预防疾病的作用。

经过现代科学研究发现，艾灸可提高局部气血流量，升高局部温度，缓解局部痉挛症状，能调理整体免疫功能、内分泌功能和植物神经功能，恢复失衡的机体。艾灸产生适当的热量，皮肤受热后毛孔扩张，使药物可以快速浸透到皮下，直达病灶。温度升高，也可以提高细胞吸收营养的能力和速度。艾草本身就是一种药材，含有多种药物成分及强烈的挥发物质，燃烧时药力可透入人体或吸入体内，起到温经通络，行气活血，祛湿散寒的效果。

在消化系统疾病艾灸的过程中，胃肠活动会发生变化。经研究，艾灸对人体内各种分泌腺均有一定的调整作用，如胃液分泌过多者，灸之可抑制胃液的分泌；而胃液少者，灸之可促使胃液分泌。艾灸对于胆汁、唾液也有良好的调节作用。

艾灸对人体的循环系统也有一定的影响。灸天突、百会穴后，脑血流图的若干指标均有显著变化，提示艾灸可以起到扩张脑血管，改善脑血管弹性,增加脑血流量的作用。脑循环的改善可加速患者大脑功能和脑细胞代谢的恢复,可提高记忆,改善睡眠,使临床症状得到明显改善。

艾灸可以使施灸部位灼热温暖,局部血容扩张,促进血液循环,而且可以改变全身的情况,提高人体的免疫能力。此外,艾灸还可以刺激人的体液发生改变,有增强肾上腺皮质激素分泌及胸腺细胞活力的作用。艾灸可以增加心脏搏动量、强心抗休克的作用。

艾灸必备制品

一、艾叶与艾绒

艾灸最重要的材料是艾叶。艾叶取材方便,价格低廉;艾绒便于制作成各种形状的艾炷、艾条;艾叶制成艾绒后易于燃烧,气味芳香,火力温和,其温热能穿透皮肤,直达组织深部,因此被广泛引用,久盛不衰。

艾叶是菊科多年生草本植物艾的干燥叶,又称冰台、医草、灸草、家艾、甜艾等。艾名的来源,《本草纲目》载为:"此草可乂疾,久而弥善,故字从乂,而名'艾'"。

艾叶原料易得,我国各地均产,故还常根据其产地定名,如河北产者称北艾,浙江四明产者称海艾,湖北蕲州产者称蕲艾。艾草不仅是针灸是常用的药物,民间也常用来辟邪、驱蚊虫。艾草具有一种特殊的香味,这特殊的香味具有驱蚊虫的功效,所以,古人常在门前挂艾草,一来用于避邪,二来用于赶走蚊虫。现代实验研究证明,艾叶

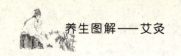

具有抗菌及抗病毒作用；平喘、镇咳及祛痰作用；止血及抗凝血作用；镇静及抗过敏作用；护肝利胆作用等。

目前，国内艾的品种达20余种之多，一般认为，蕲艾在挥发油及微量元素含量、燃烧放热量等方面优于其他地区所产艾叶。艾叶的采收期以端午节前后（5~6月份）最为适宜。在每天的采集中又以中午采收的挥发油含量最高。

施灸用的艾，首先要求采嫩的艾叶，以春季采集为佳，且放置的时间要久。古语有"七年之疾，当求三年之艾。"不过，艾并非越陈越好，时间太长药效就降低了。选择艾灸条，要选三年的陈艾是最好的选择。

二、自制艾灸材料

有条件的话，可以自制艾绒。艾绒制作时，要去除杂质和灰尘，艾绒要捣得烂细。李时珍在《本草纲目》中叙述了制备方法："取净叶，扬去尘屑，入石臼内，木杵捣熟，罗去渣滓，取白者再捣，至柔烂如绵为度。用时焙燥，则灸火得力。"艾叶最好选用野生向阳处5月份长成的艾叶，风干后在室内放置1年后使用，此称为陈年熟艾。取陈年熟艾去掉杂质粗梗，碾轧碎后过筛，去掉尖屑，取白纤丝再行碾轧成绒。也可取当年新艾叶充分晒干后，多碾轧几次，至其揉烂如棉即成艾绒。

（1）制作艾炷：将适量艾绒置于盘内，用食、中、拇指捏成圆柱状即为艾炷。艾绒捏压越实越好，根据需要，艾炷可制成拇指大、蚕豆大、麦粒大3种，称为大、中、小艾炷。

（2）制作艾卷：将适量艾绒用双手捏压成长条状，软硬要适度，然后将其置于宽约5.5厘米、长约25厘米的桑皮纸或纯棉纸上，再搓卷成圆柱形，最后用面浆糊将纸边粘合，两端纸头压实，即制成长约20厘米，直径约1.5厘米的艾卷。

（3）制作艾灸间隔物：在间隔灸时，需要选用不同的间隔物，如鲜姜片、蒜片、蒜泥、药瓶等。可将鲜姜、蒜洗净后切成约2～3毫米厚的薄片，并在姜片、蒜片中间用毫针或细针刺成筛孔状，以利灸治时导热通气。蒜泥、葱泥、蚯蚓泥等均应将其洗净后捣烂成泥。药瓶则应选出相应药物捣碎碾轧成粉末后，用黄酒、姜汁或蜂蜜等调和后塑成薄饼状，也需在中间刺出筛孔后应用。

三、艾条的购买

大多数人没有自制艾条的条件，可以购买市场上的成品艾条。常见的艾条有清艾条、无烟艾条、三年陈艾条，质量参差不齐，应仔细选择。

好的艾绒是至少三年的陈艾。这样的艾绒沉淀后，去掉了燥性，药力更稳，烟更小。青艾的烟是黑色的，陈艾的烟是白色的。艾草最好的产地是湖北的蕲州。好的艾条味道温和、清香，普通的艾条闻起来有点刺鼻，不宜选择。艾条中的艾绒是土黄色的，细腻、柔软，用手捏一下，似乎有油粘在手指上。而普通的艾条看上去较粗糙。此外，相同长度下，好的艾条燃烧时间比较长。好的艾条，艾灸时皮肤感觉温暖而柔和，温热的感觉绵绵不断地渗入皮肤，顺着身体的经络延展，而普通的艾条容易有烧灼感或刺痛感，热力猛烈而不稳。

四、艾灸盒

艾灸的方法多种多样，有经验人，手工操作即可；家庭保健也可以选艾灸盒，更容易操作。艾灸盒其体积小，使用方便。使用艾灸盒时，准备好艾条、打火机。先打开艾灸盒上的盖子，点燃艾条并放

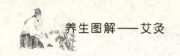

于入艾灸孔中，用艾灸盒里面的卡子固定艾条使其不会松动，再盖上艾灸盒上的盖子。将艾灸盒放置在需要艾灸的部位，用橡皮条和盒外侧的挂钩固定即可。施灸完毕后，要打开盒盖，将用剩下的艾条完全熄灭。

艾灸的手法有讲究

艾灸的手法看似简单，实则有着丰富的内涵。艾灸要根据实际情况，掌握适应范围、寻求最佳的穴位组方、运用恰当的施灸方法、有效的控制灸量和灸感。

一、恰当选择施灸方法

有记载的艾灸方法不止百种，在实际应用时，必须针对不同情况，选用最佳的灸法。首先应因人而宜。如老人、小儿尽量少用或不用直接艾炷灸。糖尿患者则禁用着肤灸，因易出现严重的化脓感染，伤口不易愈合。不同的人体部位也应有所不同。如面部，宜用艾条悬起灸或艾炷间接灸，而不能用直接灸等。

艾灸方法还要因病而宜。例如：采用直接灸（化脓灸）的方法，防治慢性支气管炎和哮喘有良好的效果；用灯火灸或火柴灸治疗流行性腮腺炎，效果接好。总之，一定要因人因病，选择合适的灸疗。

艾灸取穴宜少，但应选择要穴。施灸顺序最好是：先灸上，后灸下；先灸背，后灸腹；先灸头，后灸肢；先灸阳经，后灸阴经。

此外，艾灸时会对机体产生一种动态的刺激，整个施灸过程最好连续、均衡，不能中断，这主要有利于艾灸效果的积累，有效治疗疾病。

二、掌握施灸剂量

艾灸的剂量取决于施灸的方式，灸炷的大小、壮数的多少，施灸时或施灸后刺激效应的时间等因素。掌握最佳灸量，有助于提高疗效，防止不良反应。艾灸剂量应当根据实际情况调整。

1. 不同的年龄、体质和性别，其阴阳气血的盛衰及对灸的耐受性不同。古有以年龄定灸量，称随年壮，即随年龄由小至大而递增壮数，以壮年为限度。此外，还要考虑体质情况、种族差异等，并据男女生理、病理之差异而定灸量大小。

2. 治疗痼疾、急症，一般灸量宜大。而老年或体弱之保健灸，灸量宜小，但须坚持日久。病在浅表、灸量可小；在内则灸量宜大。痈疽阴疮虽发于体表，但病根在内，故灸量亦须大。

3. 所取穴位皮肉浅薄者宜以小灸量，皮肉厚实者宜以大灸量。实验也发现，肌肉浅薄之处的大椎、至阴穴，少灸则转胎效果佳，多灸之后效反差。

4. 冬日灸量宜大，方能祛寒通痹，助阳回厥。北方风寒凛冽，灸量宜大；南方气候温暖，灸量宜小。

5. 由灸炷大小定灸量，在施灸时，通过选择适当大小之艾炷以控制灸量。

6. 由患者感觉定灸量。患者感觉分二类，一为施灸后的灼热感。根据不同病情，有的仅要求局部温热感，有的则要求有烫灼感，可按患者口述而加控制。另一类为灸的传导感觉，如隔蒜灸中的铺灸治疗虚劳顽痹，须灸至患者自觉口鼻中有蒜味时停灸。

7. 由施灸次数定灸量，对体质差者及头四肢等肌肉浅薄处，不比

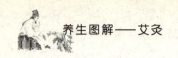

一次灸完规定剂量,可以分几次艾灸,以防止不良反应,取得预期效果。

8. 上述情况应综合考虑。根据历史经验,瘢痕灸效果较好,但灼伤皮肤,人们难以接受,可以采用连续多次短时间的艾灸来弥补。

三、掌握灸感传导

艾灸与针刺类似,可以引发灸感,治疗时应掌握灸感传导。

灸感即将出现之际,很多病人的灸处会产生与针刺相类似的酸、胀、重、麻等感觉。如果灸法得当,酸麻重胀等灸感可按照一定的径路传导,其方向直指病区。灸感所止处,多为病痛所在,古称"气至病所"。艾灸过程中,灸感大多是以患处中心愈加强烈。随着病情的好转,感应将逐步减弱或消失。艾灸治疗的后期,灸感可能会随着身体的好转而消失,也可能会全身周流,循经传导。

灸感的个体差异较大,没有一定之规,不同体质的人会出现不同的灸感,艾灸时应细心体会。艾灸时,阳气进入体内,遇到阴邪会在局部产生正邪相搏的情况,人体就会有酸、麻、胀、痛、痒的感觉。如果体内有毒素或是炎症就会有痛的感觉,痒是由于湿气较重,热邪较重,湿热外排的反应。肠道有湿寒灸神阙时会感觉肚子咕咕响,这大多是阳气进入身体的良性反应,是身体好转的表现。

总体而言,患者灸感以舒畅、病痛消失为佳。症状减轻、灸感逐渐消失时,可配合停灸。

四、艾灸的补泻原则

艾灸的手法,是补是泻也是很有讲究的。艾灸的补泻对机体的影响是不同的,经现代科学研究,穴区的温度变化随方法之不同而变化。古人早就认识到了这点,《针灸大成·艾灸补泻》篇对古人的补泻方法作了更详细的说明和补充,指出:"以火补者,毋吹其火,须待自灭,即按其穴;以火泻者,速吹其火,开其穴也。"意思是说艾灸补益就是将艾点燃以后使其所产生的热缓慢地传入体内,施灸后又立即、快速地按住施灸的穴位,其目的是使正气聚而不散,从而达到补其不足的目的,这就是艾灸的补法。以火泻者,速吹其火,开其穴也。意思是说艾灸的泻法是在艾点燃之后,不断地进行吹火,以使艾火迅即燃烧,所产生的热能很快传入体内。在艾灸以后不去按压施灸的部位,其目的是使机体内所藏之热邪能随艾火之热发散到体外,达到驱邪外出,起到泻热泻实的作用。

如果是隔物灸,还要根据所隔物品的性味、功用等不同决定其补泻。选用偏重于泻的药物,如甘遂、豆豉饼等进行隔物灸所起的是泻的作用,多用于散泻毒邪;选择偏重于补的药物进行隔物灸,如生姜、附子饼等,则起到补的作用,多用于补虚助阳。

艾灸注意事项与禁忌

艾灸具有效果明显、简便易行、经济实用的优点,几乎没有什么毒性和副作用,只要认真按照治疗原则和操作规程,对人体一般不会产生不良反应。灸法适用于很多疾病的治疗。古人认为,灸法可补针药之不足,凡针药无效时,改用灸法往往能收到较为满意的效果。艾灸对寒热虚实诸证都可应用,不仅能治疗体表的病证,也可治疗脏腑的病证;既可治疗多种慢性病证,又能救治一些急重危症;主要用于各种虚寒证的治疗,也可治疗某些实热证。其应用范围,涉及临床

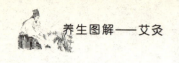

各科。

需要注意的是，无论用于何种疾病，医者都必须详察病情，细心诊断，根据患者的年龄和体质，选择合适的穴位和施灸方法，掌握运用适当的补泻手法和灸量，该灸则灸，以适合病证为原则。

一、艾灸的注意事项

艾灸要专心致志，不要分散注意力，以免艾条移动，偏离穴位。要根据处方找准部位、穴位，以保证艾灸的效果。患者体位一方面要适合艾灸的需要，同时要注意体位舒适、自然。对于养生保健，要长期坚持艾灸，偶尔灸效果不大。有些病证必须注意施灸时间，如失眠症要在临睡前施灸，不要饭前空腹时和在饭后立即施灸。

艾灸要注意患者的感受，防止感染。对于皮肤感觉迟钝者或小儿，用示指和中指置于施灸部位两侧，以感知施灸部位的温度，做到既不致烫伤皮肤，又能收到好的效果。化脓灸或因施灸不当，局部烫伤可能起疮，产生灸疮，一定不要把疮弄破，如果已经破溃感染，要及时使用消炎药。

如果灸的穴位多且分散，应按先背部后胸腹，先头身后四肢的顺序进行。坐骨神经的反射区在温灸时要向着心脏的方向。因施灸时要暴露部分体表部位，在冬季要保暖，在夏天高温时要防中暑，同时还要注意室内温度的调节和开换气扇，及时换取新鲜空气。

艾灸时要循序渐进，初次使用灸法要注意掌握好刺激量，先少量、小剂量，如用小艾炷，或灸的时间短一些，壮数少一些，以后再加大剂量，不要一开始就大剂量进行。

施灸时还要注意防止落火，尤其是用艾炷灸时更要小心，以防艾炷翻滚脱落，要注意避免燃烧后的残灰掉落在皮肤上而导致烫伤。用艾条灸后，要保证艾条完全熄灭。可以将燃烧的艾条放入一个密闭的容器里，焖一会后，艾灸由于没有了空气就会自动熄灭了；或将燃烧的艾条放入水中沾一下，要把火头都沾湿到水里，但是别让艾条湿的太多，然后让它自然晾干或是在太阳下晒干还可以再次使用。

艾灸后，不要用冷水洗手或洗澡。温灸后要喝一些温开水，不可喝冷水或冰水，以帮助排泄器官排出体内的毒素。

二、艾灸的禁忌

施灸不注意就有可能引起局部皮肤的烫伤。凡暴露在外的部位，如颜面，不要直接灸，以防形成瘢痕，影响美观。皮薄、肌少、筋肉结聚处，妊娠期妇女的腰骶部、下腹部，男女的乳头、阴部、睾丸等不要施灸。另外，关节部位不要直接灸。此外，大血管处、心脏部位不要灸，眼球属颜面部，也不要灸。

婴幼儿肌肤娇嫩，又不易合作，施灸应谨慎，且要掌握灸治的时间和温度，并预防不慎灼伤。灸后万一穴区局部起水泡，应加以包扎，防止小儿瘙破等，引起感染。

此外，有些状态下是不适合施灸的。极度疲劳、过饥、过饱、酒醉、大汗淋漓、情绪不稳、或妇女经期禁止施灸，孕妇的腹部和腰骶部不宜施灸。患有某些传染病、高热、昏迷、抽风期间，或身体极度衰竭，形瘦骨立等情况下也不能施灸。对于昏迷、局部知觉迟钝或知觉消失的患者，注意勿灸过量，避免过分灼伤，引起不良后果。尤其对老人、小儿患者更应如此。无自制能力的人、精神病患者等更不应施灸。近年来还发现少数患者对艾叶发生过敏，这时应采用其他疗法。

三、艾灸中的饮食禁忌

灸后禁服一切生冷不易消化的食物。灸后多数病人胃口大开，这

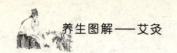

时，病人及家属都希望多吃一些饭，多吃些高营养的动物蛋白，这是人之常情。但实际这正是犯了灸后的大忌。尤其是肿瘤病人或有肿瘤倾向的各种慢性炎症的病人，一定要坚持清淡素食半年到一年，每餐以六七成饱为度，也可以少吃多餐。病愈后也要以素食为主，必须要有节制，以防复发。

此外，化脓灸后，在化脓期或灸后起泡破溃期，均应忌酒、鱼腥及刺激性食物，因为这些食物能助湿化热、生痰助风，并可刺激皮肤不良反应，从而使创面不易收敛或愈合。

艾灸发生意外不要慌

灸法是一种安全有效的非药物疗法，较之针刺疗法也更为安全。但是，灸法如应用不当，也可能发生意外事故。古代缺乏消毒概念和条件，加上缺少有效的抗炎措施，容易发生感染和招致严重后果。总体来说，灸法意外有晕灸、感染、过敏、中毒等。

一、晕灸

晕灸并不常见，且多为轻症，表现大致与晕针类似。晕灸其实是一种血管抑制性晕厥，体质原因为最主要的诱因之一。体质虚弱，精神过于紧张、饥饿、疲劳，特别是过敏体质，血管神经机能不稳定者。不少无明显原因的晕灸者，往往可从体质中找到原因。

穴位刺激过强，也可致晕灸。正坐位或直立施灸时易发生晕灸，环境和气候因素也可促使晕灸，如气压低，天气闷热，空气混浊等。

晕灸时，头部出现各种不适感，上腹部或全身不适，眼花、耳鸣，心悸，面色苍白，出冷汗，打呵欠等，继而头晕胸闷，恶心欲呕，肢体发软凉，摇晃不稳，甚至瞬间意识丧失，昏扑在地，唇甲青紫，大汗淋漓，面色灰白，双眼上翻。出现晕灸后，要立即停灸，并躺下静卧。经及时处理恢复后，患者会感觉到疲乏、出汗，应注意休息。

晕灸大多发生于针灸过程中，但也有少数患者在取针后数分钟乃至更长时间始出现症状。预防晕灸，要从心理和生理两方面进行。施灸前，心理要放松、安静，必要时转移注意力，促进局部组织放松。灸前宜适当进食，不宜饥饿或过饱，疲劳者应先休息片刻。在施灸过程中，一旦发现先兆晕灸症状，应立即停止艾灸，开窗通气，并抬高患者双腿，头部放低，静卧片刻，稍后喝温开水适量。重度晕灸应立即送医院救治。

二、预防感染

非化脓灸时，灸灼过度可能会出现水泡，这时要做一些防止感染的处理。如果水泡不大，可用龙胆紫药水擦涂，并注意不要抓破，一般数日后即可吸收自愈。如水泡过大，宜用消毒针具，引出水泡内液，外用消毒敷料保护，也可在数日内痊愈。

三、灸疗过敏

艾灸过敏常见的是体质原因，患者本身具有过敏体质，多有哮喘，荨麻疹史或对多种药物，花粉过敏史。此外，艾叶中含有某些致敏物质，少数人对此过敏。艾灸过敏以过敏性皮疹最为常见，穴位周围区域出现红色小疹，往往浑身发热，瘙痒难忍，重者可伴有胸闷，呼吸困难，甚至面色苍白，大汗淋漓。

艾灸过程中，如出现过敏反应先兆时，应立即停止艾灸疗法。有局部或全身过敏性皮疹者，一般于停止艾灸后几天内自然消退。在此

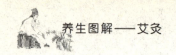

期间宜应用抗组织胺，维生素 C 等药物，多饮水。如兼发烧，奇痒，口干，烦燥不安等症状时，可适当应用皮质类激素，如强的松等药物。

四、灸疗中毒

灸疗中毒多见于用药灸条施灸。药灸条中大多含有雄黄，点燃后可形成砷的烟气，经呼吸道进入人体，可能导致慢性甚至急性砷中毒。艾灸过程中，患者会出现流泪、咽痒、呛咳等症状，随之发生流涎、头晕头痛，乏力、心悸、胸闷、气急。严重者可有恶心，腹部阵发性绞痛，冷汗淋漓、上吐下泻等症。

为预防艾灸中毒，药灸条施灸应限制用量，每次不超过半支，对孕妇、过敏体质者禁用。中毒症状轻微者，可自制绿豆汤解毒，或服用少量黄连素。症情重者应送医院治疗。

艾灸补益的方法

艾灸补益有哪些取穴方法

艾灸的基础是经络和腧穴理论。经络，是经脉和络脉的统称。经尤如直行的径路，是经络系统的主干；络则有网络的含义，是经脉的细小分支。经络内属腑脏，外络肢节，行气血，通阴阳，沟通表里内外，网络周布全身，把人体各个部分联结成一个统一的整体，以保持其机能活动的协调和平衡。通过经络的功能活动可调节肺、脾、肾之气，发挥对免疫功能的调节作用。经络把人体各个部分联结成一个统一的整体，艾灸经络穴位有助于提高身体免疫力。

中医学早在《黄帝内经》中就已经形成了完整的经络系统，即有十二经脉、十五络脉、十二经筋、十二经别以及与经脉系统相关的标本、根结、气街、四海等，并对腧穴、针灸方法、针刺适应症和禁忌症等也做了详细的论述。晋代医学家皇甫谧进一步发展了脏腑经络学说，确定了349个穴位，写成《针灸甲乙经》。唐宋以后，随着经济文化的繁荣昌盛，经穴理论也有了很大的发展，出现了大量的医学著作，是后世学习艾灸的重要参考。

艾灸补益，绝大多数情况下是通过在穴位上施灸实现的，因此必须学会定位、取穴，掌握取穴的基本方法。

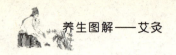

一、常用的取穴方法

取穴方法，一般可分为骨度分寸法、体表标志法、指寸法和经验取穴法等。

1. 体表标志法 以体表某些标志如五官、毛发、指甲、乳头、肚脐或关节、肌肉等活动时产生的孔隙，凹陷等来作为依据，去找所要取的穴位，这样的取穴方法就是体表标志法。通常比较多用此法取的穴位，如印堂，即两眉中间；膻中，即两乳头水平连线中点，剑突与脐连线中点取中脘穴等。背部则可以脊椎棘突和肋骨等为标志。如第7颈椎和第1胸椎之间取大椎穴。四肢以关节为标志。如阳陵泉穴在腓骨小头前下方；膝盖骨下方凹陷处下四横指，就是足三里穴；屈腿时，膝关节后侧也就是窝的位置出现横纹，而横纹的中点处即是委中穴。

2. 骨度分寸法 人体的每个部位以骨节为主要标志，可以分成几等份，将每一等份规定为一寸，这一寸在身体任何一个部位表示的长度都应该是一样的，是量取穴位的标准。量取穴位的"寸"并不是生活中常用的计量单位，而是身体上的等分单位。对于不同的人来说，等分单位的长度是不同的。比较常用的有拇指同身寸法，即以拇指指关节的横度作为1寸，还有横指同身寸法，即以示指、中指、环指、小指四指相并，以中指第2节为准，量取四横指为3寸。

3. 经验法 经验法是人们在长期实践中积累的取穴法，此法简便易行，如直立垂手，中指指端为风市穴，两手虎口自然平直交叉，在食指指端即为列缺穴等等。

4. 简易取穴法 通过生活中一些动作经验而找到穴位，比如两耳尖直上连线的中点是百会穴；两手虎口交叉，一手食指压在另一手的桡骨茎突上，食指尖所至凹陷处就是列缺；垂手而立，中指端处就是风市穴；肘关节弯曲成直角，肘关节外侧横纹旁就是曲池穴；握拳时，中指指尖触碰的地方就是劳宫穴等。

二、艾灸时的取穴要领

艾灸取穴必须注意体位、姿势，并且要上下左右互相参照。取穴的原则，要按照分寸，做到心中有数，还要采取适当的姿势取穴。某些穴位应采取坐姿取穴，而某些穴位则以卧式取穴为宜；有些穴位应伸直肢体取之，而有些穴位则应屈曲肢体取之，须依具体情况而定。

古人有"取五穴用一穴而必端，取三经用一经而必正"之说。意思是说，正确的取穴方法，是取某一个穴位时，必须要了解它上下左右的穴位；定某一经时，必须要参照其周围几条经脉的循行。这样全面参考才能正确地定位取穴。

全身的经穴，督脉和任脉位于正中线，它们的穴位较易确定，因此任督脉的穴位常可作为两旁经穴定位的参考依据。而头部和肩部的腧穴比较复杂，取穴时须仔细分别。取肢体外侧面的穴位时，主要观察筋骨的凹陷等骨性标志；而取肢体内侧面的穴位时，除注意体表标志外，还应注意动脉的搏动等。

另外，也可根据自己的身体状况选择相应的穴位，以补偏救弊的原则，各有重点择优使用，特别可以针对一些慢性病有针对性地进行艾灸。比如，呼吸系统进行艾灸养生可以用风门、身柱、肺俞、足三里；心血管系统艾灸养生可以选风门、曲池、足三里、阳陵泉；消化系统艾灸养生可以灸脾俞、胃俞、中脘、足三里、阳陵泉。而针对泌尿生殖系统方面的养生则可以艾灸肾俞、足三里、关元、三阴交这几个穴位。

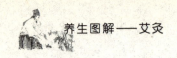

补益阳气，让气血畅行无阻

气血两亏的人，通常会感觉疲乏没精神不想动，自汗，头晕目眩、心悸气短，面色萎黄或苍白，食欲不振，手脚冰凉、浑身不舒服等，严重时神志不清、脉搏微弱。气虚严重者可表现为气陷，出现腹部坠胀感或腰酸腰痛，同时伴有脱肛、子宫下垂或其他内脏下垂等症。

致病因素

◆脾胃虚弱，平时又不注意保养

◆饮食不规律，营养不良

◆各种原因造成的失血过多

◆肾气亏虚

◆劳作过度，不注意休息

易感人群

◆饮食、工作、生活不规律的人

◆外表瘦弱，消化功能不好的人

◆经常失眠的人

◆经常劳心费神，心情不畅的人

取穴定位

脾俞、肝俞、肾俞、神阙

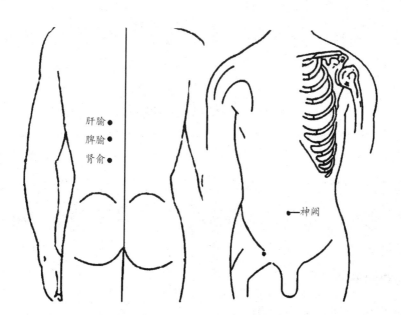

图 1　　　　　图 2

艾灸方法

悬灸法，每穴 10～15 分钟，10 天为一个疗程。一个疗程改善后，休息 3～5 日，可以继续下一个疗程。气血两虚的人通常身体比较虚弱，不宜艾灸时间过长，如有不良反应可适当减少艾灸时间或次数。

预防方法

◆多吃一些益气补血的食物和水果。补气的食物有小米、山药、大麦、莜麦、大枣、胡萝卜、香菇、豆腐、鲢鱼等。补血的食物有桑椹、黑木耳、菠菜、荔枝、松子、羊肉、牛肝、甲鱼、海参等。

◆气血两亏者，不适合大补气血，平时应谨慎食用大补的保健品。

小贴士

有的女性没有妇科病，但经常有月经不规律，经期延长等症状，也与气血两亏有关。平时应合理搭配膳食，保证摄入全面充足的营养物质，使体质从纤弱逐渐变得健壮。补血时要兼顾到补气，使补血效果更佳。刚开始的调理阶段，可配合较为舒缓的运动锻炼，坚持一段时间后，如果感觉运动后精力充沛、浑身轻松，就表明身体大为好转。

家庭艾灸祛"虚寒"

身体虚寒的人，身体比较弱，容易疲劳，怕冷，肠胃不好，人消瘦，有的会关节酸痛、手脚冰凉、连续感冒，尤其以冬季为甚。女性常伴有月经紊乱。

致病因素

◆寒冷天气不注意保暖

◆熬夜加班

◆饮食不规律

易感人群

◆身体瘦弱的女性

取穴定位

关元、阳关、足三里、三阴交

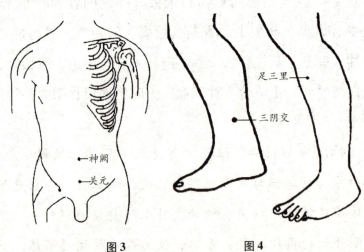

图3　　　　　图4

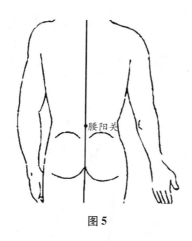

图5

艾灸方法

身体较为虚弱的人取关元穴进行艾灸，长期坚持可以收到很好的强身健体和抗衰老的效果。此外，还可以配合艾灸腰阳关、足三里。女性伴有月经不调的，可以配合在三阴交进行艾灸。

预防方法

◆脾胃虚寒宜食具有健脾补气、温暖肠胃及祛寒作用的食物，如籼米、羊肉、鸡肉、牛肚、荔枝、芥菜、生姜、红糖等。

◆忌食性质寒凉、易损伤脾胃阳气的食物，如荞麦、绿豆、豆腐、菠菜、黑木耳、芹菜、茭白、香蕉、枇杷、梨等。

小贴士

虚寒体质者精力偏弱，动作迟缓，反应较慢，不喜欢运动。但为了改善症状，平时一定要加强体育锻炼，这样才能标本兼治。如跑步、跳绳、陈式太极拳等等。

艾灸抗衰老，让你健康长寿

衰老是指人体随着年龄的增长而出现的一系列形态结构和生理功

能的退化过程,虽然衰老不是一种疾病,但是却使人不能尽情地享受生活,给人们增加很多烦恼。

取穴定位

关元、神阙、足三里、气海、命门、肾俞、志室、承山、三阴交等。

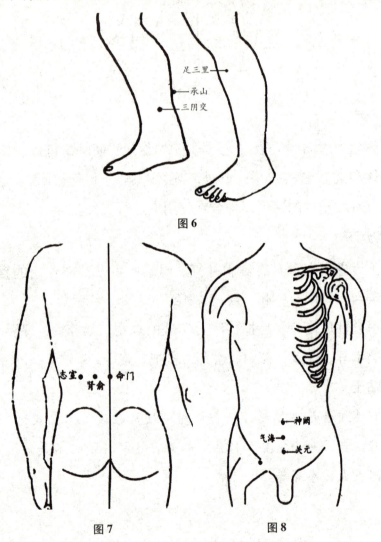

图 6

图 7　　　　　图 8

艾灸方法

灸法一:取穴关元、神阙、足三里穴。采用艾卷温和灸法,将艾条的一端点燃,对准穴位,在距离皮肤 2～3cm 处施灸,以患者局部有温热而无灼痛为宜，每穴每次灸10～15分钟，灸至皮肤潮红为度。每日1次，在每个月的月初连灸7次。

灸法二：取穴足三里，采用艾炷瘢痕灸法，将约0.7cm高的艾炷直接施在穴位上，点燃施灸，如果感觉到疼痛，可用手轻轻拍打穴位旁边。灸完1壮后，用纱布蘸生理盐水擦净所灸穴位，再继续施灸。每穴灸7～9壮，灸完后，用消毒药水消毒皮肤，并保持疮面干燥，直到灸疮愈合为止。等灸疮愈合后，可再施灸。

灸法三：取穴关元、气海、足三里、神阙穴，采用艾炷隔姜灸法，取鲜姜一块，切成厚0.2～0.3cm的姜片，中央用针穿刺一些小孔，将姜片放在穴位上，上面放置蚕豆大小的艾炷，点燃施灸，如患者感到烧灼不能忍受，可把姜片向上提起，稍等片刻后再放下继续施灸。每穴灸5壮，灸至皮肤潮红为度。每日1次，10次为1个疗程，疗程间隔3～5日。

灸法四：取穴命门、肾俞、志室、承山。采用艾条悬灸法，每穴灸5分钟；也可用艾炷灸法，每穴灸5～7壮，每周2～3次。每年连续治疗3个月。

灸法五：取穴关元、气海、三阴交、足三里穴，每穴艾条灸10～15分钟30次为1个疗程。此法对白领女性早衰、更年轻提前、综合性精神焦虑等有很好的效果。

预防方法

◆影响人衰老的因素有生活环境、生活方式、精神状态等。延缓衰老的措施，除了艾灸调理之外，还要科学合理地生活、轻松愉快地心情、适当地进行文娱和体育活动等。

◆此外，变质食品、腌制品、酸败食品会干扰人体的新陈代谢，

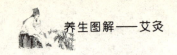

影响人体组织的正常功能,使人容易早衰。平时应做好食品保藏,避免变质,尽量吃新鲜、质好的食品。

小贴士

艾条悬灸与艾卷温和灸法适合于健康老人,如胖有其他病症,须辩证加穴。

艾灸保健调理亚健康

亚健康指介于健康和疾病之间的一种状态。亚健康状态又称第三状态、灰色状态、心身失调状态、潜临床状态、前临床状态等,是介于健康与疾病之间的一种非健康状态。在不同的人群中,亚健康发生率较高的是白领阶层、大学生、中小学教师、企业经营人员等。

致病因素

◆精神压力大、脑力劳动过重

◆工作或家庭负担过重

◆人际关系紧张

◆不良的生活因素,如吸烟、作息不规律、饮食不节、缺乏运动

◆突发性的伤害或自然灾害,如丧偶、失恋等

易感人群

◆工作繁忙,经常出差的人

◆生活方式较单一,不注重调节的人

取穴定位

大椎、命门、神阙、足三里、关元(神阙、关元见图8,足三里见

图6)

艾灸方法

一般只取大椎、命门、神阙三穴,体质较虚弱者可加灸足三里、关元穴。用清艾条作温和灸,先取俯卧位,灸背部穴,大椎、命门穴最好两支艾条同时施灸,每次每穴灸15min左右,以局部潮红为宜,能出现循督脉经上通下达的灸感更佳。再取仰卧位,神阙穴可行隔盐艾条灸,15~20min左右。备用穴灸法同大椎穴。隔日1次,或每周2次。

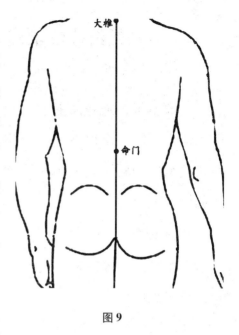

图9

预防方法

亚健康属于非疾病状态,要摆脱亚健康状态,主要不是靠医生的诊治、药物的疗效,而是要靠自己主动自觉地去预防进行自身生活规律调节。良好的心态,适量的运动,充足的睡眠,均衡的营养是健康的四大基石,也是预防亚健康的有效方法。

小贴士

亚健康的艾灸调理并非一朝一夕可以见效的,要求施灸时间充分,以患者灸后自觉异常轻松为佳。

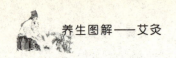

艾灸疗法增进食欲，增强抵抗力

食欲不振，或进食过少，会影响营养物质的吸收，则身体虚弱，抗病能力下降，所以增进食欲很重要。如果单纯补充营养保健品，不解决食欲的问题，则是治标不治本的办法。用艾灸可以较好地解决这个问题。

致病因素

◆精神压力大的人

◆不良的生活因素

◆喜食零食、冷饮

易感人群

◆工作繁忙，吃饭时间少的上班族

◆孕妇

◆减肥者

◆抑郁症患者

取穴定位

章门、梁门、中脘、足三里、胃俞、脾俞、三阴交。（足三里、三阴交见图4）

艾灸方法

选取章门、梁门、

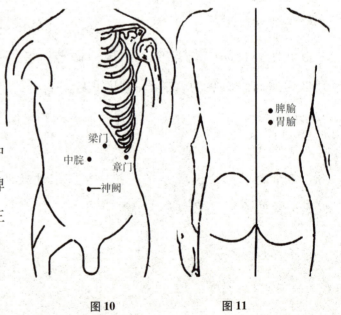

图10　　　　图11

中脘、足三里四穴为一组，将点燃的艾条在距离穴位 2cm 处艾灸，以局部感到温热为度，局部皮肤可有发红的现象。每穴位可艾灸 10 到 15 分钟。每日艾灸一次即可。10 次为一个疗程，疗程间可休息 2~3 日。

治疗一段时间后，可以换用胃俞、脾俞、三阴交三个穴位为一组，交替针灸。

预防方法

◆生活要有规律，在进食上必须做到定时、定量、定质。合理的饮食制度，可成为机体的条件刺激。

◆就餐时要保持愉快、舒畅的心情，有益于人体对食物的消化吸收。

◆生命在于运动，运动有助于食物的消化、吸收。例如散步、慢跑、气功等都是胃肠病患者的良好选择。

小贴士

婴幼儿食欲不振有可能是缺锌引起的。锌参与味蕾素的合成，有增强味蕾机能和促进食欲的作用，缺锌会引起消化功能障碍，导致孩子味觉差，引起食欲不振。

呼吸系统疾病的艾灸外治疗法

感 冒

感冒是一种最常见的呼吸系统疾病。用于治疗感冒的药物有许多种,但现代医学主张尽量少用抗生素,而治疗感冒的药物主要在减轻症状,并不能缩短病程。艾灸作为一种物理疗法,对付感冒有独特的作用。

致病因素

◆受凉、淋雨

◆营养不良

◆过度疲劳

◆烟酒过度

◆全身性疾病

◆鼻部本身的慢性疾病

易感人群

◆自身抵抗力较差的老人、小孩

◆经常出入空调房

◆青年人某一时期机体免疫力下降时

◆长期偏食的人

◆冠心病、肝病、肾病等慢性病患者

取穴定位

大椎、肺俞、风门、足三里、印堂、曲池、太阳、天突穴、定喘（足三里见图4）

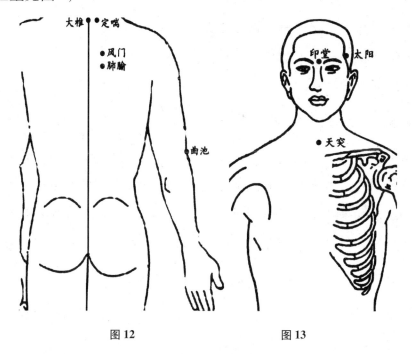

图 12　　　　　　　　图 13

艾灸方法

灸法一：使用温和灸疗法，艾灸大椎、肺俞、风门、足三里，每穴灸15～30分钟，每日1次，5次为一疗程。此外，根据症状不同配合其他穴位，鼻塞加灸印堂穴；发热加灸曲池穴；头痛加灸太阳穴、印堂穴；咳嗽加灸天突穴。

灸法二：使用隔姜灸法，将新鲜生姜切成5分硬币厚，2cm×2cm大小的姜片6片，取精细艾绒制作成底阔3分大小的圆锥形艾炷18壮，取穴风门、肺俞、定喘，每穴灸3壮，灸至皮肤潮红而不起泡为度。

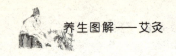

预防方法

◆注意清洁，经常洗手。

◆与感冒患者保持一米远距离。

◆坚持进行适量的有氧运动，增强抵御感冒的能力。但如果已经患上感冒，则应停止锻炼，静养休息。

◆多喝水，多吃含有丰富维生素的水果蔬菜等。

◆每晚睡前热水泡脚。

◆保证足够的睡眠。

◆人多的封闭空间不宜久留。

小贴士

感冒可能会引发细菌感染，但是千万不可随便使用药物治疗。在人体免疫系统杀死病毒后，绝大部分感染会自动痊愈。盲目药物治疗会增强细菌抗药性，也不利于人体免疫系统发挥正常的作用。普通感冒应以自然疗法为主，特别注意休息、大量饮水、饮食清淡。

咳　嗽

咳嗽是人体清除呼吸道内的分泌物或异物的保护性呼吸反射动作，属于生理现象。但剧烈咳嗽可导致呼吸道出血，如长期，频繁，剧烈咳嗽影响工作，休息，甚至引起喉痛，音哑和呼吸肌痛，则属病理现象。

致病因素

◆呼吸道疾患，如感冒、鼻炎、支气管炎等。

◆肺炎、胸膜炎等疾病引起。

◆气管或支气管异物。

◆吸入有害或刺激性气体。

◆过敏因素，如过敏性鼻炎、支气管哮喘等。

易感人群

◆早产儿

◆久坐办公室的上班族

◆处于有害气体或污浊空气中的人

◆嗜酒者

取穴定位

肺俞、脾俞、肝俞、肾俞

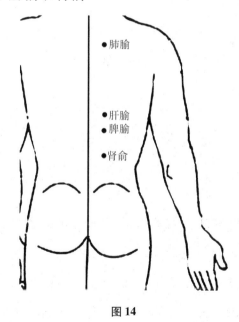

图14

艾灸方法

使用温和灸疗法，艾灸肺俞、脾俞、肝俞、肾俞，每穴灸10～15分钟，每日1次，10次为一疗程，应灵活掌握力度，以皮肤红润为度。

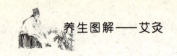

预防方法

◆防止咳嗽，预防感冒非常关键，平时要注意锻炼身体，避免受凉。

◆生活要有规律，饮食适宜，保证睡眠，居室环境要安静，空气要清新。

◆少去人多、空气不好的公共场所，少与咳嗽患者接触。

◆平时适当食用梨和萝卜，对咳嗽有一定的预防之效。

小贴士

由上呼吸道或气管、支气管感染引起的咳嗽，一般要1~3周可基本痊愈。如果咳嗽持续不愈，病程超过3周以上，应考虑是否有其他疾病，要及时到医院明确诊断。

哮 喘

哮喘，又称气喘，是一种呼吸道疾病，属于慢性疾病。发作时可导致患者呼吸困难，严重时可能导致窒息。

致病因素

◆过敏原：如花粉、尘螨、动物毛屑、粉尘等。

◆呼吸道发炎诱发过敏反应。

◆气温突然降低。

◆某些病人可因运动而诱发气喘，尤其是较激烈的运动。

◆刺激性气体，如油漆、香水、香烟、空气污染等。

易感人群

◆过敏性体质者

◆经常接触刺激性气体的人，如制药工业、化工企业中工作的工人等。

◆高原地区的人

◆工作过度劳累、精神紧张的人

取穴定位

膻中、天突、肺俞、定喘（肺俞、定喘见图12）

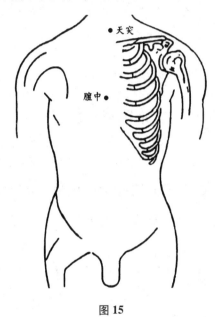

图15

艾灸方法

膻中穴艾灸3~7分钟，天突穴艾灸3~7分钟，肺俞穴艾灸5~15分钟。此外，位于背部正中线，左旁开0.5寸，与第七颈椎棘突平高处的定喘穴，可艾灸3~7分钟，以皮肤潮红，患者有温热感，而不感到灼痛为度，每日1次，10次为1个疗程。

预防方法

◆有30%~40%的支气管哮喘者可查出过敏原，因此，哮喘病人应当远离过敏因素。

◆冬春季节或气候多变时注意保暖。

◆不要过度劳累。

◆情绪不要剧烈波动,诸如忧虑、悲伤、过度兴奋甚至大笑。

小贴士

过敏性体质者宜少食异性蛋白类食物,一旦发现某种食物确实可诱发患者支气管哮喘发病,应避免进食,宜多食植物性大豆蛋白,如豆类及豆制品等。经常吃食用菌类如香菇、蘑菇等,能调节免疫功能,减少支气管哮喘的发作。

胸 膜 炎

胸膜炎是由于感染或其他原因引起的脏、壁两层胸膜的炎症性疾病。胸膜炎最常见的症状为胸痛。胸痛常突然出现,在呼吸和咳嗽时加重,程度可仅为隐隐不适,或仅在病人深呼吸或咳嗽时出现。

取穴定位

肺俞、膈俞穴、心俞、陶道、身柱

艾灸方法

艾灸盒灸,每次30分钟,灸至皮肤潮红为度,每日1次,10次为1疗程。

预防方法

◆注意休息,不可劳累,加重内脏负担。

◆加强营养,增进食欲,给予高蛋

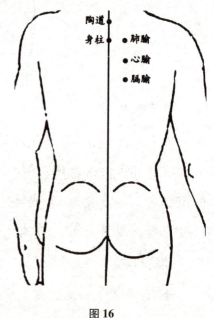

图16

白、高热量、多种维生素易消化的饮食。忌食辛辣，戒烟戒酒，不要多吃海货。

◆胸膜炎容易复发，治疗时间较长。

小贴士

肺结核引起的结核性胸膜炎具有传染性，应密切注意。

肺 结 核

肺结核是具有强烈传染性的慢性疾病，患者咳嗽、咯痰、咯血、胸痛、发热、乏力、食欲减退等局部及全身症状。肺结核俗称"痨病"（也称为"肺痨"）、"白疫"，是青年人容易发生的一种慢性和缓发的传染病。一年四季都可以发病，15岁到35岁的青少年是结核病的高发峰年龄。

致病因素

◆不健康的生活方式，如饮食不规律、长期熬夜等。

◆长期出入网吧、酒吧、棋牌室等密闭式的公共场所。

◆过于劳累、减肥节食过度导致免疫力降低。

◆密切接触活动性肺结核病人。

易感人群

◆儿童、青少年及老年人

◆患有或曾经患过某些急性传染病的人。

◆患有糖尿病、矽肺，或妊娠期及分娩后的妇女。

◆治疗某些疾病而长期使用肾上腺皮质激素或其他免疫抑制剂，导致这些人的免疫功能降低，使结核杆菌乘虚而入，易患结核病。

◆与活动性肺结核病人密切接触的家属、亲戚、同事。

取穴定位

肺俞、膏肓俞、行间、照海、脾俞、气海、尺泽、阴郄、孔最、天枢、上巨虚

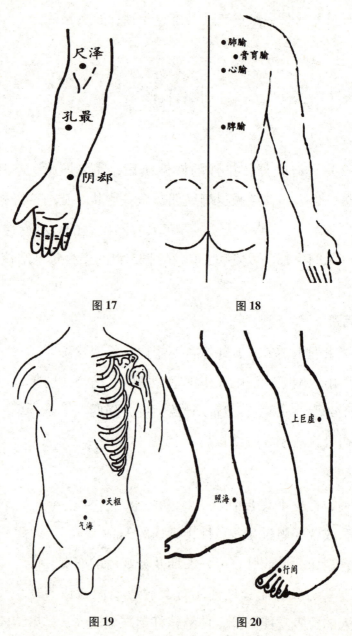

图 17　　　　图 18

图 19　　　　图 20

艾灸方法

灸法一：温和灸肺俞、膏肓俞、脾俞，每穴灸10分钟，每日1~2次。干咳无力者可配合灸行间、照海；倦怠懒言者可配合灸气海；潮热盗汗者可配合灸尺泽、阴郄；咯血者可配合灸孔最；便溏者可配合灸天枢、上巨虚。每日1次，10次为一个疗程，中间间隔2~3天，女性患者经期停灸。也可用艾罐熏灸。

灸法二：隔蒜灸，取穴肺俞、膏肓俞、脾俞，将新鲜大蒜头切成厚2~3毫米，直径为2~3厘米的蒜片6片，中间以针刺数孔，然后置于穴位处，取精细艾绒制作成底阔3分大小的圆锥形艾炷放在蒜片上，每穴灸3壮。

预防方法

◆注意休息、充分营养。

◆适当户外活动，增强全身抵抗力。

◆饮食上高热能、高蛋白、高维生素。

◆不要吸烟和饮酒。

小贴士

灸治本病要结合药物治疗，一定要在专科医生指导下规律、全程用药，服药疗程不得短于半年，患者要有足够的耐心。此外，结核病是慢性消耗性疾病，治疗期间要加强营养。患者必须保证充足的营养，以满足结核病灶修复的需要。

慢性支气管炎

出现咳嗽、咳痰或气喘等症状，每年持续3个月且连续2年以上称

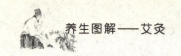

为慢性支气管炎。早期症状轻微，多在冬季发作，春暖后缓解；晚期炎症加重，症状长年存在，不分季节。疾病进展又可并发阻塞性肺气肿、肺源性心脏病，严重影响身体健康和生活质量。

致病因素

◆天气突然变冷。

◆长期吸烟。研究表明，吸烟者慢性支气管炎的患病率较不吸烟者高2~8倍，烟龄越长，烟量越大，患病率亦越高。

◆长期接触大气污染有害气体如二氧化硫、二氧化氮、氯气及臭氧等，其他粉尘如二氧化硅、煤尘、蔗尘、棉屑等亦可刺激损伤支气管黏膜，诱发慢性支气管炎。

◆病毒、支原体和细菌感染。

◆过敏因素。

◆老年人性腺及肾上腺皮质功能衰退，呼吸道防御功能退化，可使慢性支气管炎发病增加。

易感人群

◆老年人

◆过敏性体质者

◆经常接触刺激性气体或有害粉尘的人，如制药工业、化工企业、煤矿、水泥厂等环境中工作的工人

◆长期吸烟者

◆经常反复感冒的人

取穴定位

肺俞、膻中、脾俞、肾俞、膏肓俞（膻中见图15，肺俞脾俞、膏肓俞见图18，肾俞见图7）

艾灸方法

灸法一：温和灸，艾灸肺俞、膻中、脾俞、膏肓俞，每穴灸10～15分钟，灸至皮肤潮红为度。每日1次，10次为一个疗程，疗程结束后休息3～5天，进行下一个疗程。

灸法二：隔姜灸，取穴肺俞、脾俞、肾俞、膏肓，在穴位上放置2.5cm×3cm，厚2mm的新鲜姜片，使用针灸针扎数个小孔，在姜片上放置底面直径约1cm的枣核大小的圆锥形艾炷，点燃艾炷，连续施灸3～5壮，以患者感到有热气向体内渗透、局部皮肤潮红而不起泡为度。每日1次，10次为1个疗程，疗程结束后休息3～5日，进行下一个疗程。

预防方法

◆吸烟是引起慢性支气管炎的重要原因，应杜绝吸烟。

◆加强个人卫生。

◆平时注意锻炼身体，尤其是呼吸和耐寒锻炼，以增强体质，预防感冒。

◆远离工业"三废"和环境高污染的地方。

小贴士

慢性支气管炎患者在在艾灸时应配合药物治疗，但不能为了快速缓解咳嗽而轻易使用激素。激素对于解除支气管痉挛效果比较明显，但激素有降低免疫力、造成依赖等副作用。此外，不能长期用抗菌药物。

心血管系统疾病的艾灸外治疗法

高血压

高血压是持续血压过高的疾病,可伴有心脏、血管、脑和肾脏等器官功能性或器质性改变的全身性疾病。高血压是世界最常见的心血管疾病,也是最大的流行病之一,严重时会引起中风、心脏病、血管瘤、肾衰竭等疾病。

致病因素

◆肥胖者身体脂肪过多,对血管造成一定的挤压,当管道被挤压以后,管道压力也会随之加大,就形成了高血压。

◆遗传因素遗传。

◆摄入食盐过多。

◆内部血液及其他疾病引起血栓,血管内部形成污垢,对管道造成一定的堵塞,使血压升高。

◆心脏功能缺失

易感人群

◆身体肥胖者

◆有高血压家族史

◆中老年人

◆喜食比较咸的食物、油腻食物

◆有烟酒嗜好的人

取穴定位

足三里、绝骨、涌泉、曲池、太阳、合谷、三阴交、神门、百会、风池（太阳见图13）

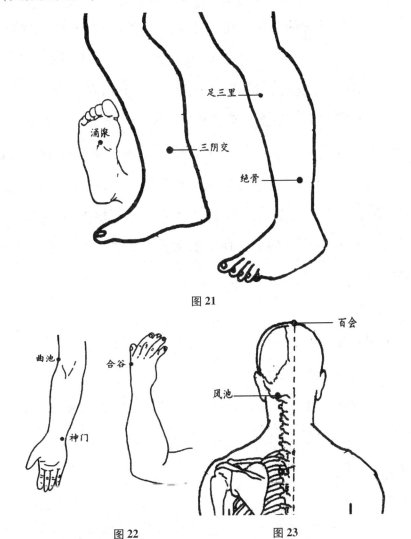

图21

图22　　图23

艾灸方法

灸法一：艾条悬灸足三里、绝骨，每次取一穴双侧灸20分钟，两

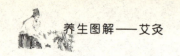

穴交替。每日一次，待血压稳定于正常水平后，改为每周2~3次。

灸法二：每晚睡前，患者洗脚后平卧，艾条灸每次1支，截成两段，由他人点燃对准涌泉穴，左右两穴灸完为止，每次10~15分钟为宜，每日1次，勿烫伤。7天为1疗程，休息2天后，再进行第二疗程，可连灸3~5个疗程。血压稳定后改为每周2~3次，巩固疗效。

灸法三：取极细的艾绒，做成麦粒大小的圆锥形艾炷，然后把它直立放置于曲池穴之上，再点着艾炷，使之均匀向下燃烧。第一支燃至一半，即用手指掐灭，或快速捏起；第二支仍在原处，燃至大半，有痛感即去掉或按灭。每次一般灸9次，至发红或起小水疱即可。

灸法四：取穴百会、风池、足三里、涌泉，艾条回旋灸，每日1次，每次每穴3~5分钟，灸至皮肤潮红为度，10次为1个疗程。

辅助穴位：高血压患者往往有其他症状，可根据具体情况选辅穴配合治疗。一般头痛、头晕、耳鸣取太阳、合谷、三阴交；心悸、失眠取神门等。

预防方法

◆合理安排生活和工作，注意劳逸结合，避免过于疲劳、紧张；饮食有节，勿嗜烟酒。防止肥胖。

◆加强体质锻炼，如练气功、太极拳等。脑力劳动者，适当进行体育锻炼，有助于消除疲劳，预防血压升高。

◆定期健康检查，早发现，早治疗。

小贴士

高血压患者的心理表现是紧张、易怒、情绪不稳，这些又都是使血压升高的诱因。患者可通过改变自己的行为方式，避免情绪激动及过度紧张、焦虑，遇事要冷静、沉着；精神压力应及时释放；或将精神倾注于音乐或养花等业余爱好之中。

高 血 脂

高血脂可造成脑卒中、冠心病、心肌梗塞，也是促发高血压、糖尿病的一个重要危险因素。高血脂病人经常头晕、神疲乏力、失眠健忘、肢体麻木、胸闷、心悸，体重超重与肥胖的人最易患此病。艾灸治疗高血脂，运用温和灸，可以达到降血脂，调和气血的作用。

致病因素

◆饮食不规律，因偏食、暴饮暴食造成肥胖，嗜酒成癖等。

◆长期精神紧张，导致内分泌代谢紊乱，脾虚气结，久而久之形成高脂血症。

◆年迈体虚，因年老，肾功能渐衰，也是引发高脂血症的因素。

◆长期服用某种药物导致的高脂血症，如避孕药、激素类药物等。

◆先天性和遗传性因素也可导致高血脂。

◆代谢性紊乱疾病，如糖尿病、高血压、黏液性水肿、甲状腺功能低下、肝肾疾病、肾上腺皮质功能亢进等。

易感人群

◆有高血脂家族史者

◆体型肥胖者

◆中老年人

◆长期高糖饮食者

◆绝经后妇女

◆长期吸烟、酗酒者

◆习惯于静坐的人

◆生活无规律、情绪易激动、精神处于紧张状态者

◆肝肾疾病、糖尿病、高血压等疾病者。

取穴定位

丰隆、足三里、神阙、三阴交（神阙见图2）

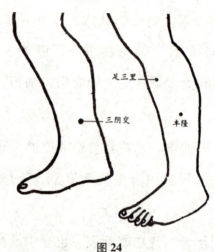

图24

艾灸方法

选取神阙、足三里、丰隆、三阴交为一组，手执点燃的艾条，对准穴位，距皮肤1.5～3cm，每日灸一次，每次灸15～30分钟，以感到施灸处温热、舒适为度。

预防方法

◆中老年男性，绝经后的妇女，有高脂血症、冠心病、脑血管病族史的健康人，各种黄色瘤患者以及超重或肥胖者等高危人群要注意自我保健，应定期健康血脂。

◆积极治疗可引起高脂血症的疾病，如肾病综合症、糖尿病、肝胆疾病、甲状腺功能减退等。

◆适当煅炼,进行一定强度和频率的有氧运动。

◆戒烟。

◆饮良清淡,粗细搭配,平时多吃绿叶蔬菜、瓜果,少吃动物脂肪及含胆固醇的食物,晚餐宜少,少吃甜食。

◆养成多饮水的习惯。

小贴士

并非所有的高血脂患者都适合使用降胆固醇的药物治疗,70岁以上高龄的老年患者,慢性充血性心力衰竭、痴呆、晚期脑血管疾病或活动性恶性肿瘤的患者,都不宜采取降脂治疗。活动性肝炎、怀孕或哺乳期妇女也不宜服用降脂药物。

心律不齐

很多人都有心律不齐,即心脏病变导致心脏博动异常,心跳或快或慢。心律不齐的危害很大,可使血液循环失常,引起病人心虚、胸闷、无力等症状,甚至发生猝死,需引起人们的高度注意。

致病因素

◆新陈代谢异常,体内电解质不平衡,内分泌失调。

◆情绪激动,影响内分泌系统而产生心律不齐。

◆缺血性心脏病(冠状动脉疾病)、风湿性心脏病,心肌炎,心肌病变,及先天性心脏病等皆可导致心律不齐。

◆特定的药物、咖啡中的咖啡因、香烟中的尼古丁和酒精等到了一定的剂量,会造成心律不齐。

易感人群

◆有熬夜等不规律生活习惯的人

◆嗜好烟酒、咖啡等人。

◆脾胃功能不好的人

◆经常胸闷及头晕的的人

取穴定位

中脘、关元、中极、曲池、内关、神门、合谷

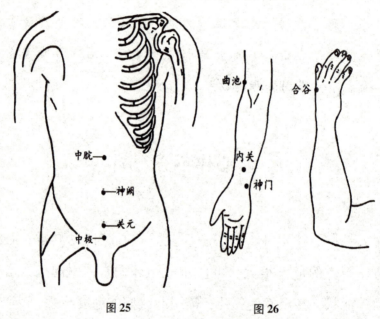

图 25　　　　　图 26

艾灸方法

各穴交替使用，每次选用 4 个穴，采用温和灸方法，每次每穴约灸 2~5 分钟，直至所灸穴位的皮肤微红为止，以穴位局部皮肤有温热感而无灼痛为最佳，每日 1 次，总的治疗时间在 15~20 分钟即可，10 天为 1 疗程。

预防方法

◆要戒烟、酒、咖啡、浓茶及槟榔等。

◆保持情绪稳定，不要生气，要有乐观的心境。

◆有心律不齐病史的人，如果感觉到心悸等先兆征象，应立即休息，必要时口服安定片或其它抗心律失常药，可防患于未然。

◆控制盐的摄入量。

小贴士

如果心律不齐发作时间持续较长或发作频繁，每分钟早搏超过5次以上，多表示病情较重，应及时就医。若使用药物控制，千万不可自行停药，减少，或增加药量，以免发生危险。

消化系统疾病的艾灸外治疗法

胃 痛

胃痛又称胃脘痛，是以胃脘近心窝处常发生疼痛为主的疾患。胃痛是一种常见的多发病，大多数人都有腹痛的经历。胃痛不见得是"胃"这个器官有毛病，除上腹部不舒适外，还可能伴随其他症状。

致病因素

◆脾胃虚弱，平时又不注意保养

◆工作过度紧张、食无定时

◆吃饱后马上工作或做运动

◆饮酒过多、吃辣过度、经常进食难消化的食物

易感人群

◆精神紧张的群体，如司机

◆重体力劳动者，如建筑工人

◆经常吃外卖的人，如办公室工作人员

取穴定位

中脘、足三里、胃俞穴（中脘见图10，足三里见图4）

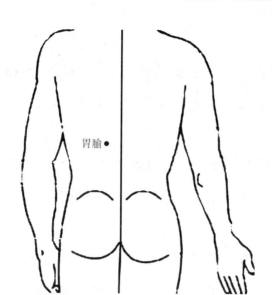

图27

艾灸方法

点燃药用艾条,在中脘、足三里上各灸5～15分钟(艾罐灸20～30分钟),腹痛、肠鸣泄泻者加胃俞穴,以穴位皮肤潮红为度。一般情况下,胃痛可立即缓解,使用时注意力集中,艾火与皮肤的距离,以受灸者能忍受的最大热度为佳,不可灼伤皮肤。

胃痛患者经常会有其他症状,可加灸其他穴位配合。上腹饱胀可配合灸上脘、梁门;恶心呕吐可配合灸内关;大便稀溏可配合灸神阙、天枢;消瘦乏力可配合灸关元;发热可配合灸曲池;大便潜血可配合灸隐白、肝俞;胃酸过多可配合灸阳陵泉、公孙、太冲、肝俞等。

预防方法

◆饮食有规律,应该定时定量,千万不要暴饮暴食。平时尽量不吃零食。睡前不进食。

◆注意饮食卫生,吃饭细嚼缓咽,饮食的温度应以"不烫不凉"为度。尽量少吃刺激性食物(如:油炸、腌制、生冷、辛辣食物),更

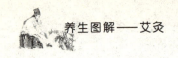

不能饮酒和吸烟。

◆保持精神愉快。过度的精神刺激，如长期紧张、恐惧、悲伤、忧郁等都会引起大脑皮层的功能失调，促进迷走神经功能紊乱，导致消化系统疾病。

◆多吃富含维生素C的蔬菜和水果。

◆戒浓茶、咖啡等能导致中枢神经兴奋的食品。

小贴士

有些人胃痛、胃酸成习惯，痛时就吃些止痛药，酸时就吃些止酸药，其实这是相当危险的，应该尽快找出病因去解决，否则，日后仍会发作，反复发作就可能会变成慢性萎缩性胃炎，引发严重后果。

急性胃肠炎

急性肠胃炎是胃肠粘膜的急性炎症，临床表现主要为恶心、呕吐、腹痛、腹泻、发热等。本病常见于夏秋季，其发生多由于饮食不当，暴饮暴食；或食入生冷腐馊、秽浊不洁的食品。中医根据病因和体质的差别，将胃肠炎分为湿热、寒湿和积滞等不同类型。

致病因素

◆物理因素进食过冷过热和粗糙的食物，可使胃粘膜划破、损伤。

◆药物刺激，包括阿司匹林、激素、保太松、某些抗生素、利血平等

◆烈酒、浓茶、咖啡、香料等刺激胃粘膜而损伤，发生糜烂，有点状出血。

◆微生物感染和细菌毒素污染食物，与细菌性食物中毒有相似之处。

◆精神、神经功能失调。

◆气候变化，如过冷使肠蠕动增加，过热使胃酸及消化酶减少分泌，也可以诱发急性胃肠炎。

易感人群

◆婴幼儿

◆嗜烟酒者

◆饮食习惯不规律者

取穴定位

内关、上巨虚、下巨虚、神阙、天枢、关元（内关见图25，神阙、关元见图3，天枢见图19）

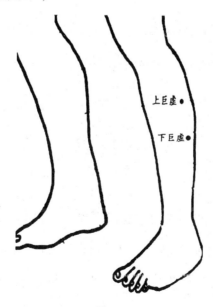

图28

艾灸方法

灸法一：艾条温和灸或艾罐熏灸天枢、内关、上巨虚、下巨虚。

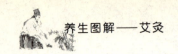

每次选其中的 3~5 个穴位，每穴 15~20 分钟，1~3 天即可见效。同时畏风怕寒者可配合灸合谷、大椎；腹胀、泻下臭秽可配合灸梁门、璇玑；泻下急迫可配合灸阴陵泉、大椎。

灸法二：隔姜灸，将 1 块约 3mm 厚，2cm×2cm 大小的姜片置于神阙穴，取艾炷隔姜灸 5~7 壮；再取大艾炷灸天枢、关元 5~7 壮，或用小艾炷灸 20~30 壮，灸至皮肤潮红而不起泡为度。

预防方法

◆节制饮酒或禁酒

◆少食多餐，勿暴饮暴食，禁止一切辛辣刺激性食物

◆慎用或不用易损伤胃粘膜的药物。

◆注意锻炼身体，平时可用手顺时针方向揉摸腹部保健。

小贴士

急性单纯性胃炎要及时治疗，按时吃药，遵医嘱，愈后防止复发，以免转为慢性胃炎，迁延不愈。

结 肠 炎

结肠炎在发病初期主要表现为腹泻，但患者往往麻痹大意，没有充分认识结肠炎的危害，以为并不是什么大病，没有及时治疗，造成病情逐渐加重，病情复杂程度大大增加，造成病情治疗难度随之增加，久治不愈。

致病因素

◆身体免疫反应异常。

◆病原体感染，其中病毒感染的可能性较大。

◆遗传因素，溃疡性结肠炎病人的直系血缘亲属发病几率较高。

◆生活遭遇重大事件，心理难以承受，精神紧张。

◆过敏性病变，主要是肠道性过敏。

易感人群

◆由于职业或生活的原因，频繁与不卫生的水接触的人

◆老年人

◆婴幼儿

◆性格过于内向，心理承受力差，容易焦虑的人

取穴定位

神阙、中脘、关元、足三里、梁丘（神阙、关元见图3，中脘见图10）

艾灸方法

用艾条悬灸神阙、中脘、关元、足三里、梁丘，每天艾灸1~2次，每穴10分钟，10天为一个疗程，一般20天后即

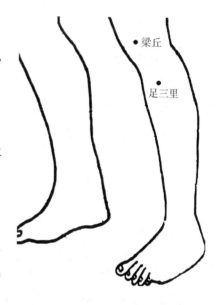

图29

可见效。也可以用艾灸盒同时艾灸多个穴位。如果脱肛，可以增加穴位百会和长强；如果腹痛畏冷，可以增加脾俞、肾俞、命门、天枢。此外，用盐、姜、蒜、附子等间隔物作间接灸，也有较好的效果。

预防方法

◆充分休息，避免疲劳和精神过度紧张。

◆食用少渣、易消化、低脂、高蛋白质的食物，最好刺激性少、容易消化，且营养丰富，尽量避免含粗糙纤维食物，少吃牛奶和乳制

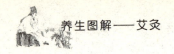

品以及产气食物。

◆忌食辛辣冰冻、生冷食品，戒除烟酒。

◆避免重体力劳动。

◆长期腹泻者，要补充钙以及镁、锌等微量元素。

◆适当控制脂肪。

◆腹部不宜受凉。

◆不宜长期生气、郁闷、恼怒、忧思。

小贴士

结肠炎是慢性病，治疗要长期坚持，千万不要病情稍一缓解就擅自停止治疗，以免造成病情反复发作，病情经久难治，痊愈的难度加大。

腹 泻

腹泻，俗称拉肚子，是一种消化道疾病。是指排便次数增多，粪质稀薄，或带有黏液，脓血或未消化的食物。腹泻超过两个月者属慢性腹泻。根据世界卫生组织的报告，全世界五岁以下的儿童死亡有百分之二十是腹泻造成的。每年有一百八十万孩子死于腹泻。

致病因素

◆进食未煮熟、变质或污染的食品，受到细菌、病毒、寄生虫等感染所致，常见的疾病有细菌性痢疾和肠炎、急性胃肠炎、流行性感冒等。

◆食物消化不良，无法消化的多余食物通过腹泻方式排出体外。

◆胃肠道对特定食物过敏。

◆急性中毒。

◆身体着凉。

易感人群

◆婴幼儿

◆老年人

◆饮食不规律的人

◆出外旅游或出差者

取穴定位

大肠俞、足三里、中脘、神阙、天枢、三阴交、阳陵泉、曲池、内庭、上脘、上廉、下廉、公孙、内关。

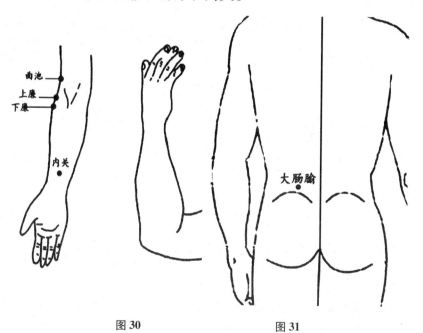

图30　　　　　图31

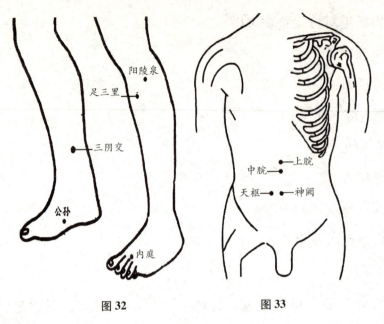

图 32　　　　图 33

艾灸方法

中医艾灸治疗腹泻需要辨证论治，分为以下几种情况：

寒湿困脾：粪便清稀如水样，色白无臭，腹痛肠鸣，畏寒食少，伴鼻寒头重，肢体酸痛，舌淡红，苔薄白或白腻。施灸穴位：大肠俞、足三里、中脘、神阙。

肠道湿热：腹痛即泻，泻下急迫，或泻而不爽，粪便黄褐而臭，肛门灼热，小便短赤，伴发热，苔黄腻。施灸穴位：大肠俞、天枢、足三里、三阴交、阳陵泉、曲池、内庭。

食滞肠胃：肠鸣腹痛，泻下粪便臭如败卵，伴不消化之物，泻后痛减，脘腹痞满，嗳腐酸臭，不思饮食，舌苔垢浊或厚腻。施灸穴位：中脘、上脘、天枢、上廉、下廉、公孙、内关。

艾灸时，点燃艾条，火头距离以上相应穴位处皮肤 2～3cm 进行熏烤，使皮肤有较强的刺激感，火力要壮而促，以达消散邪气之效。每穴灸 5 分钟，若皮肤产生小泡，任其自然吸收，但不要产生大的瘢痕，刺激以能忍受为度。也可隔盐灸。每日1次，一般10次一个疗程，直到腹泻停止。

预防方法

◆注意冷热，防止着凉和感受暑湿秽浊之气。

◆注意饮食卫生，不吃生冷的食物。动物性食品或海产品在食用前必须煮熟、煮透。不吃腐败、变质的食品。加工生食和熟食的餐具应分开，以避免交叉污染。

◆谨慎进食油腻和难消化的食物，宜食容易消化的食物，如白米粥，鸡蛋等。

◆人在疲劳时，以及老人和儿童的消化能力是有限，特别要注意节制饮食，吃饭以7成饱为准。

◆以前吃得少的食品，尽可能少吃，防止胃肠道过敏。

小贴士

腹泻不是一种独立的疾病，而是很多疾病的一个共同表现，不可掉以轻心。若出现血便或发烧不可自行治疗，应尽快就医。

便　秘

便秘是日常生活中常见问题之一，虽说便秘不是什么大病，便秘的危害也是众所周知的：如导致肥胖，产生体臭，诱发癌症，造成猝死等等。

致病因素

◆生活习惯不好，没有养成定时排便的习惯，日久引起便秘。

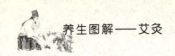

◆饮食过于精细少渣,缺乏食物纤维,水分摄入不足。

◆肥胖,缺少运动,特别是因病卧床或乘坐轮椅。

◆某些疾病或药物引起便秘。经常服用强泻剂及灌肠等,可造成直肠反射敏感性下降,使排便反射不能产生而引起便秘。

◆精神抑郁或过于激动,睡眠不足、持续高度的精神紧张状态等。

◆生活习惯产生变化,例如假期或外游。

◆怀孕或更年期期间荷尔蒙产生变化。

易感人群

◆有不良饮食习惯的人,特别是青少年、白领女性,饮食过少、过精。

◆因为减肥等原因滥用泻药或灌肠的人。

◆体弱多病的人,特别是老年人,孕妇,过度肥胖或营养不良的人。

◆工作压力大、精神紧张的知识分子、经理人、脑力工作者、办公室人员、更年期妇女等。

取穴定位

大椎,归来,水道,天枢,内庭、太冲,大敦,大都,脾俞,气海,太白,三阴交,足三里、大肠俞,支沟,上巨虚。

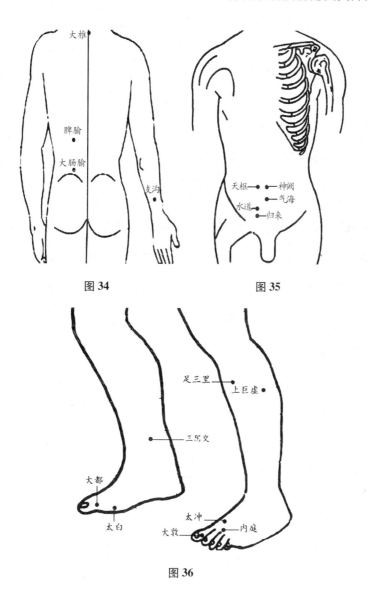

图 34　图 35

图 36

艾灸方法

腹胀疼痛、喜冷恶热的便秘，穴位选择上巨虚、大椎、归来、水道、天枢、内庭。

小腹胀痛、嗳气频作的便秘，穴位选择太冲、大敦、大都、支沟、天枢。

便后倦怠，疲乏懒言的便秘，穴位选择脾俞、气海、太白、三阴

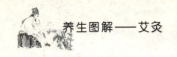

交、足三里。

腹中疼痛，手足不温的便秘，穴位选择大肠俞、天枢、支沟、上巨虚。

艾灸时，可采用多种方法。

温和灸：点燃艾条，距离穴位3cm进行熏烤，使火力温和缓慢透入皮肤，以感觉有温热舒适而无灼痛感为宜。每穴灸10~15分钟，至皮肤稍起红晕即可。每日灸1次，7天为一疗程。

直接灸：将施灸穴位涂敷少许凡士林油以粘附艾炷，用中小艾炷，放小艾炷点燃，皮肤感到灼痛时即扫除艾炷，更换新的续灸，连灸3~7壮，以穴下皮肤充血红晕为度。

艾炷隔姜灸：穴上放2mm厚的姜片，中穿数孔，姜片上放艾炷，每次选3~5穴，每穴灸3~10壮，每日或隔日1次，7~10天为一疗程。

预防方法

◆平时多食蔬菜、水果，养成定时解大便的良好习惯。

◆坚持锻炼身体。

◆保持心情舒畅。

◆日久便秘者或年迈体弱者，可经常饮用蜂蜜并养成良好的排便习惯。

◆晨起空腹饮一杯淡盐水或蜂蜜水配合腹部按摩或转腰，让水在肠胃振动加强通便作用。全天都应多饮凉开水以助润肠通便。

小贴士

便秘，并不是一种具体的疾病，而是多种疾病的一个症状。引起便秘的原因很多，也很复杂，因此，一旦发生便秘，要坚持治疗，切不可半途而废，更不能为了省事，滥用泻药。

肠易激综合征

肠易激综合征是一种功能性肠道病，主要症状为腹痛、腹泻以及腹部不适。常可伴排便急迫感、排便不尽感及胃痛、烧心感、失眠等其他全身症状，易反复发作，迁延难愈。给多数患者造成很大心理负担。

致病因素

◆情绪紧张，如严重的焦虑、抑郁、紧张、激动和恐惧等因素影响植物神经功能调节，引起结肠运动与分泌功能障碍。

◆常食生冷、辛辣等刺激性食物，过多食用脂类食物、高蛋白食物、纤维过多食物等。

◆肠道感染诱发结肠功能紊乱。

◆肠道菌群失调。

◆遗传因素，在同一家庭或家族中有多人患病。

◆常服泻药、灌肠及其他生物、理化因素，如妇女月经期等，也常可诱发肠易激综合征。

易感人群

◆中青年女性

◆脑力劳动者

◆有肠易激综合征家族史的人

◆生活不规律的人

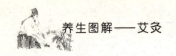

取穴定位

神阙、足三里、天枢、上巨虚（神阙见图2，天枢见图19，足三里、上巨虚见图35）

艾灸方法

采用温和灸疗法，艾灸神阙、足三里、天枢、上巨虚，每穴灸10~15分钟，灸至皮肤潮红为度，每日1次，10次为一个疗程，疗程结束后，休息2~3天，开始下一个疗程。

预防方法

◆积极锻炼身体，增强体质，预防疾病。

◆忌辛辣、冰冻、油腻生冷食物及烟酒，对虾、蟹、牛奶、花生等可疑不耐受的食物尽量不食。

◆饮食定量，不过饥过饱，养成良好的生活习惯。

◆避免精神刺激，解除紧张情绪，保持乐观态度。

◆腹泻患者应以少渣易消化的食物为宜；而便秘患者除多饮水外，应养成定时排便习惯，并增加含纤维素多的食物。

小贴士

肠易激综合征一般不危及生命，但重要的是患者的慢性病症状，很易掩盖新发生的肠道恶性病变。因此应随时提高警惕，注意对并发器质病变的早期发现。

脂肪肝

脂肪肝，是指由于各种原因引起的肝细胞内脂肪堆积过多的病变。

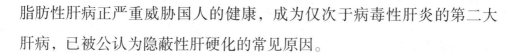

脂肪性肝病正严重威胁国人的健康,成为仅次于病毒性肝炎的第二大肝病,已被公认为隐蔽性肝硬化的常见原因。

致病因素

◆中毒,包括某些药物、酒精等。

◆饮食过多、体重超重造成的肥胖,以及蛋白质及热量缺乏。

◆营养不良,人体长期缺乏能量和蛋白质。

◆病毒、细菌及寄生虫引起。

◆肝炎诱发肥胖性脂肪肝。

◆遗传因素。

易感人群

◆长期饮酒及酗酒的人,易造成酒精性脂肪肝。

◆肥胖的人。

◆营养过剩,食荤菜、甜食的人。

◆营养不良的人。

◆活动过少的中老年人。

◆患肝炎、高脂血症、糖尿病等疾病,药物中毒、化学物质中毒、孕妇及某些家族性代谢性疾病的人。

取穴定位

肝俞、章门、中脘、三阴交、关元、肾俞、足三里(肝俞、肾俞见图1,中脘、章门见图10,关元见图3,足三里、三阴交见图4)

艾灸方法

选取肝俞、章门用回旋灸法,至热感明显时改用温和灸,艾条燃着端距皮肤2~3寸。每穴灸10分钟左右。选取中脘穴,以及三阴交、关元、肾俞、足三里中的1~2个,用温和灸,每穴3~5分钟至局部皮

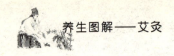

肤潮红。最初隔日1次，10次后改为每周2次，一般坚持3个月即可获得明显的效果。

预防方法

◆合理膳食，每日三餐调配合理，营养平衡，保证足量的蛋白质。少吃肥肉和油炸食品。

◆每天坚持体育锻炼，从小运动量开始循序渐进，加强体内脂肪的消耗。

◆慎用药物，特别对肝脏有损害的药物。

◆心情开朗，不暴怒，少气恼，注意劳逸结合。

◆不能喝酒

◆肥胖者要适当减肥。

小贴士

脂肪肝并不是肥胖者专有的，过度减肥也会造成肝脏代谢障碍，导致脂肪大量堆积在肝部，形成脂肪肝。因此，一定要注意营养均衡。

泌尿系统疾病的艾灸外治疗法

尿 频

正常成人白天排尿4~6次，夜间0~2次，次数明显增多称尿频。如排尿次数明显增多，超过了上述范围，就是尿频。尿频影响生活质量，需要重视疾病，及时诊治。

致病因素

◆尿路系统炎症刺激。

◆尿路结石、尿路异物等。

◆膀胱容量减少，如女性妊娠期增大的子宫压迫，较大的膀胱结石等。

◆神经性尿频，膀胱逼尿肌发育不良。

易感人群

◆婴幼儿

◆孕妇

◆老年人

◆嗜酒者

取穴定位

关元、气海、神阙（见图8）

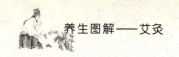

艾灸方法

将艾条点燃，对准穴位，艾头与皮肤的距离约3cm，以局部温热、泛红但不致烫伤皮肤为度。顺序是关元、气海、神阙，由下向上依次每穴灸15分钟。每日一次，15次一个疗程。施灸神阙穴后，要用手掌心按捂10余分钟，防止受凉导致肚子痛、拉肚子。

预防方法

◆控制饮食结构，避免酸性物质摄入过量，少吃肉类，多吃蔬菜，避免不卫生的食物。

◆要经常进行户外运动，在阳光下多做运动多出汗。

◆保持良好的心情，不要有过大的心理压力。

◆养成良好的生活习惯，不要熬夜。远离烟、酒。注意局部清洁卫生，勤洗澡换衣。

小贴士

如果出现尿频而且尿量也很多，就要警惕糖尿病、早期尿毒症等情况的可能了，此时，就应该到医院作进一步的检查。

遗 尿

遗尿包括两种情况，一则指遗尿病，即俗称的尿床；二则指遗尿症，即不仅是将尿液排泄在床上，同时也在非睡眠状态或清醒时将尿液排泄在衣物或其它不宜排放的地方。遗尿需要及时治疗，千万别因"尿床不是病"的错误观念而延误了最佳治疗时机。

致病因素

◆神经调节系统功能障碍或发育延迟。

◆膀胱功能出现问题。

◆尿道关闭功能不全或畸形发育。

◆睡眠觉醒功能障碍。

◆突发精神刺激，如恐惧、惊吓、暴怒、悲伤、强大的心理压抑及行为异常，意识错乱等。

◆某些疾病诱发。

◆家长不科学的排尿训练导致儿童尿床。

易感人群

◆儿童

◆老年人

◆身体虚弱者

◆精神抑郁的人

取穴定位

神阙、中极、水道、涌泉（神阙、中极见图25，水道见图34，涌泉见图21）

艾灸方法

点燃艾条，在神阙、中极、水道以及脚心处的涌泉等穴位上轮换熏灸，当灸到皮肤灼热难忍时换穴再灸，每次共灸半小时，每日一次，连灸一周，症状消失时即可停灸。

预防方法

◆不要过度疲劳和情绪激动

◆控制睡前饮水量。

◆少食盐、糖和生冷食物。

◆利用遗尿警报装置辅助训练。

水 肿

水肿是一个常见的病理过程,手指按压皮下组织少的部位(如小腿前侧)时,有明显的凹陷。传统医学称之为"水气",亦称为"水肿"。各种原因导致的体内水液运行障碍,水湿停留,泛溢肌肤,都会引起头面部、四肢、甚至全身浮肿。

致病因素

◆心脏、肾脏、肝脏等部位出现病变,导致水肿。

◆营养不良,消化吸收障碍以及蛋白质合成功能受损、贫血等。

◆内分泌失调

◆静脉曲张

易感人群

◆妇女

◆久病不起者

取穴定位

大椎、肺俞、三焦俞、肾俞、水分、脾俞、肾俞、三阴交、太溪

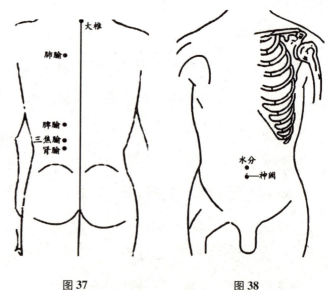

图37　　　　图38

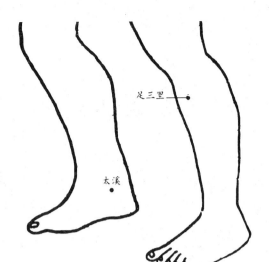

图39

艾灸方法

对阳水的艾灸：隔姜灸大椎、肺俞、三焦俞、肾俞。灸至皮肤潮红，以不起泡为度。咽喉肿痛者，宜点刺少商穴出血。

对阴水的艾灸：直接灸水分、脾俞、肾俞穴，无瘢痕灸，每穴7壮。胃胀乏力者，加灸三阴交；腰痛肢冷者，加灸太溪。至局部穴位皮肤潮红，触之温热为度。

预防方法

◆避免久站久坐，坐一段时间要起身走动，预防及消除腿部肿胀。

◆将脚抬高超过心脏的高度。

◆饮食清淡，不要吃太咸的食物，多吃蔬菜水果。

◆生活规律，不要过度劳累。

◆不要穿过度紧身衣物，穿弹性袜，避免穿高跟鞋。

小贴士

久坐不动后，由于血液循环不畅，小腿有肿胀的现象，可以用两手一边捏小腿的腿肚子上的肌肉一边从中间向上下按摩，不断变化按

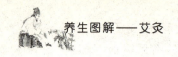

捏的肌肉，重复几次，肿胀会慢慢消退。

膀 胱 炎

膀胱炎是一种常见的尿路感染性疾病，约占尿路感染总数的50%~70%。膀胱炎通常多发生于女性，因为女性的尿道比男性的尿道短，又接近肛门，大肠杆菌易侵入。膀胱炎最典型的症状是即尿频、尿急、尿痛甚至有急迫性尿失禁，可以有血尿和脓尿。

致病因素

◆化脓菌的感染。

◆结石、异物、肿瘤或阻塞性病变。

◆长时间憋尿。

◆疲劳、受凉、女性生理期等因素导致身体抵抗力下降，诱发感染。

易感人群

◆生理期、新婚期女性

◆老年人

◆重体力劳动者

◆神经衰弱者

取穴定位

三阴交、神阙、足三里

艾灸方法

温和灸三阴交、神阙、足三里，每穴15~20分钟，慢性期每日1次，10次为一个疗程。疗程结束后，休息2~3天，开始下一个疗程。

预防方法

◆注意个人卫生，选择棉质，以及透气的内裤，。

◆做爱前后注意卫生，千万不要憋尿。

◆多饮水，勤排尿，减少代谢产物的浓度及与膀胱接触的时间。

◆良好的排尿习惯

肾结石

肾结石对人体危害很大，发作时腰部和腹部常常剧烈疼痛，甚至呈刀割一样的绞痛，患者蜷曲在床，两手紧压腹部或腰部也难以缓解，严重时面色苍白，全身出冷汗，甚至血压下降，呈虚脱状态，有的床上翻滚、呻吟，给患者带来极大的痛苦。

致病因素

◆喝水过少导致尿量减少，尿内的晶体浓度升高。

◆习惯憋尿

◆摄入过多的钙或草酸盐，如大量摄入大黄、番茄、菠菜。

◆长期大量喝啤酒。啤酒含嘌呤高，可分解成为尿酸，造成泌尿系结石。

◆肠道疾病，过量分解甘氨酸为草酸。

◆尿液或尿路的理化因素改变。

易感人群

◆工作繁忙不能及时饮水的青壮年、高空作业人员、户外作业人群、锅炉工人、职业司机、外科医生等特殊职业的人

◆石灰岩地带常饮用硬水的人。

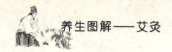

◆嗜喝啤酒者。

◆喜食脂肪、糖、蛋白质的人。

取穴定位

关元、肾俞、命门

艾灸方法

灸法一：艾条灸关元、肾俞 5 分钟，灸至穴下皮肤潮红为度，每日 1 次，10 天为 1 疗程。

灸法二：艾炷灸命门 3~8 壮，每日一次，10 天为 1 疗程。

预防方法

◆多喝水、勤排尿，每天饮水量以达到小便清为度。夏天出汗后必须立即补充水分。少喝啤酒。

◆饮食宜清淡，低蛋白、低脂肪为主，少吃肉食尤其是肥肉、动物内脏。饮食还应多样化，多吃新鲜蔬菜和水果，适量吃黑木耳，但应少吃富含草酸的食物，如豆类、菠菜、葡萄、无花果干等。少喝牛奶和豆浆。

小贴士

常喝柠檬汁能预防肾结石。喝柠檬水还能缓解肾结石患者排尿时的疼痛。平时也可以选择干柠檬片泡温开水代茶饮。但胃酸过多者、胃溃疡者不宜饮用。

神经系统疾病的艾灸外治疗法

头　痛

头痛是临床上常见的症状之一，通常是指局限于头颅上半部，包括眉弓、耳轮上缘和枕外隆突连线以上部位的疼痛。头痛的原因繁多，其中有些是严重的致命疾患，但病因诊断常比较困难。

致病因素

◆各种原因引起的颅内外血管收缩、扩张以及血管受牵引或伸展

◆脑膜受刺激或牵拉

◆具有痛觉的脑神经和颈神经被刺激

◆头、颈部肌肉的收缩

◆五官和颈椎病变引起的头面痛

◆生化因素及内分泌紊乱

◆神经功能紊乱

易感人群

◆生理期女性

◆工作紧张者

◆抑郁症患者

◆生活不规律者

◆长期失眠者

取穴定位

通天、悬钟、太冲、合谷、阳陵泉、涌泉等

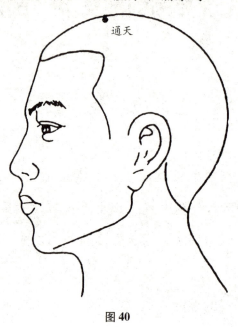

图 40

艾灸方法

灸法一：选择通天、悬钟、太冲三个穴位，使用温和灸疗法，每穴灸15~30分钟，每日1次，15次为一疗程。如果能找到明确的痛点，则与痛点一起艾灸。可同时选择合谷、阳陵泉、涌泉中的1~2穴配合艾灸。

灸法二：根据具体的症状选择艾灸穴位。月经前期头痛，艾灸头维穴；头晕目赤者，艾灸涌泉穴；头刺痛、夜甚者，艾灸丰隆穴；耳鸣者，艾灸肾俞穴。

预防方法

◆生活环境要安静，室内光线要柔和。

◆有效控制高血压。

◆养成良好的作息习惯。远离吵杂的环境。

◆不好大量饮用咖啡。戒烟酒。

小贴士

头痛只是一种症状，本身并非疾病，每次遇到头痛就吃止痛药，并非治疗头痛的好方法，反而会贻误病情。

中风偏瘫

中风是指突然昏倒，失去知觉，不省人事，口眼歪斜，语言不利，肢体麻木为主的疾病。本病起病急，变换多。包括脑出血，脑血栓形成，脑栓塞，脑血管痉挛等脑血管病。

致病因素

◆高血压，舒张压急剧升高或血压波动较大时，容易发生中风。

◆心脏病。

◆糖尿病，患者血液粘稠度高，多有动脉硬化。

◆脑动脉硬化，这是中风发生的基础。

◆颈椎病

◆吸烟与饮酒。

易感人群

◆老年人

◆嗜好烟酒者

取穴定位

肩井、手三里、曲池、外关、合谷

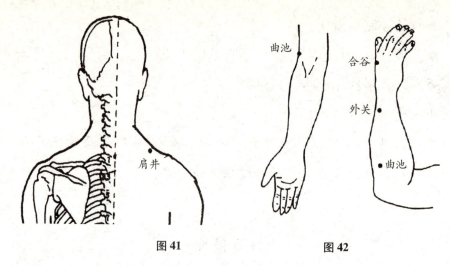

图 41　　　　　图 42

艾灸方法

艾条温和灸肩井、手三里、曲池、外关、合谷等几个穴位，头颈艾条温和灸，每次选3～5穴，初病每日灸一次，恢复期或后遗症期隔日灸，15次为一个疗程。下肢瘫痪加伏兔、阳陵泉、足三里、三阴交；口眼歪斜加地仓、下关；舌强语塞加廉泉、哑门。

预防方法

◆保持心情愉快，不要过喜过惊。

◆饮食起居有规律，避免或少服肥甘厚味及刺激性食物，

◆戒烟酒。

◆免劳倦过渡。

小贴士

中风偏瘫病人的艾灸应配合心理治疗与护理十分重要，患者最好能配合治疗，坚持主动锻炼和被动锻炼。

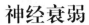

神经衰弱

神经衰弱是一种常见病，遍及世界各地，居各种神经官能症的首位。神经衰弱虽不危及患者的生命，不影响寿命，但却在一定程度上影响了人们的身心健康和正常生活。

致病因素

◆神经系统功能过度紧张，长期心理冲突和精神创伤。

◆生活无规律，过分疲劳得不到充分休息。

◆感染、中毒、营养不良、内分泌失调

◆颅脑创伤和躯体疾病等也可成为本病发生的诱因。

◆要求特别严格，凡事追求完美，缺乏压力调节能力。

◆发病机制

易感人群

◆脑力劳动者。

◆青壮年期发病较多

取穴定位

神门、三阴交、百会、足三里、涌泉

艾灸方法

灸法一：取穴神门、三阴交。取艾条1只，将其一端点燃，采用温和灸进行治疗。先对准神门穴，在距皮肤3～5cm处进行熏灸，使局部有温热感而无灼痛，至皮肤稍起红晕为度，再对准三阴交穴，用同样的方法进行治疗。每穴每次熏灸5～10分钟，每日灸治1次，10次

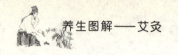

为1个疗程。

灸法二：取穴百会、足三里、涌泉，早晨灸百会穴（发热潮红者不宜用），临睡前灸足三里、涌泉穴的方法，用温和灸进行治疗。每穴每次熏灸5~10分钟，每日灸治1次，10次为1个疗程。

预防方法

◆提高人的心理素质，增强机体的自我防卫能力。

◆保持良好的情绪，培养广泛的兴趣。

◆注意睡眠卫生，养成良好的睡眠习惯。

◆加强体育锻炼，要注意劳逸结合。

小贴士

神经衰弱的药物治疗，可以作为神经衰弱治疗的辅助手段，一般只能在一段时间内短期用药，时间最长不能超过一个星期，不能希望根除疾病而长期用药，以免导致药物成瘾或药物依赖，大脑神经受损。

三叉神经痛

"三叉神经痛"有时也被称为"脸痛"，是一种十分痛苦的疾病，常骤然发作，无任何先兆，发作时能给面部剧烈疼痛，疼痛剧烈如刀割、电击一样，洗脸、刷牙、说话、吃饭等而诱发，一般持续数秒至1~2分钟，同时面肌抽搐、流泪、流涎、面潮红、结膜充血，随着病情的加重，间歇期愈来愈短，发作愈加频繁。

致病因素

◆三叉神经所支配的组织器官发生了炎症性病灶，如副鼻窦炎、牙源性炎症等。

◆ 相关血管或骨骼压迫或牵拉三叉神经系统的某处。

◆ 牙合系统功能紊乱。

◆ 三叉神经系统中枢部发生器质性病变。

易感人群

◆ 40岁以上中、老年人。

◆ 女性。

◆ 家庭中有多人患三叉神经痛。

取穴定位

太阳、下关、听会、地仓

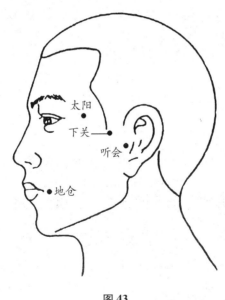

图43

艾灸方法

将点燃的艾条，悬于施灸穴位2～3cm高度，然后均匀地向左右方向移动或反复旋转施灸，每穴灸5～10分钟，灸至皮肤红润为度，每日1次，10次为一个疗程。

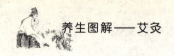

预防方法

◆饮食要有规律，宜选择质软、易嚼食物，必要时进食流食，切不可吃油炸物，不宜食用刺激性、过酸过甜食物以及热性食物等。

◆吃饭、漱口、说话、刷牙、洗脸动作宜轻柔。

◆注意头、面部保暖，避免局部受冻、受潮。

◆保持情绪稳定，不宜激动，不宜疲劳熬夜，常听柔和音乐，心情平和，保持充足睡眠。

◆适当参加体育运动，锻炼身体，增强体质。

小贴士

三叉神经痛常误诊为牙痛，甚至将健康牙齿拔除仍然无效。事实上，牙病引起的疼痛为持续性疼痛，多局限于齿龈部，局部有牙痛及致病病变，X线及牙科检查可以确诊。

面 瘫

面瘫即面神经麻痹，又称面神经炎，以面部表情肌群运动功能障碍为主要特征，一般症状是口眼歪斜，患者面部往往连最基本的抬眉、闭眼、鼓嘴等动作都无法完成。因为面瘫可引起十分怪异的面容，所以常被人们称为"毁容病"。

致病因素

◆潜伏在面神经感觉神经节内的带状疱疹被激活，引起感染性病变。

◆中毒，包括如酒精中毒。

◆代谢障碍，如糖尿病、维生素缺乏。

◆血管机能不全。

◆先天性面神经核发育不全。

◆身体疲劳、睡眠不足加上长期的负面情绪可以诱发面瘫。

易感人群

◆重体力劳动者

◆有熬夜习惯者者

◆嗜酒者

◆长期精神紧张、焦虑者。

取穴定位

太阳、四白、地仓、颊车、合谷、太冲

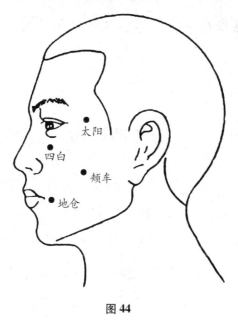

图44

艾灸方法

取太阳、四白、地仓、颊车、合谷、太冲中的两个穴位，依次轮换。鲜姜切成厚度3mm厚的姜片数片，用小号三棱针将姜片中央穿刺

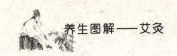

数个小孔，将切好的姜片放在相应穴位上，艾炷置于姜片上点燃，连灸6~8壮，以患者感觉灼热为度，灼热难忍时可适当将姜片抬起，待缓解后接着再灸，以局部皮肤潮红为最佳。每日1次，10次为1疗程，然后休息5天，连用3个疗程。

预防方法

◆平时要注意保持良好的心情

◆保证充足的睡眠

◆适当进行体育运动，增强机体免疫力。

小贴士

面瘫患者进行有效的表情肌康复训练可明显地提高疗效。进行面部主要肌肉的功能训练，可促进整个面部表情肌运动功能恢复正常。可适当进行功能性锻炼如：抬眉、双眼紧闭、鼓气、张大嘴、努嘴、示齿牵鼻等。

坐骨神经痛

坐骨神经病多见于中老年男子，起病急，下背部有酸痛和腰部僵直感，以单侧较多，逐步加重而发展为剧烈疼痛。疼痛由腰部、臀部或髋部开始，向下沿大腿后侧、腘窝、小腿外侧和足背扩散，在持续性疼痛的基础上有一阵阵加剧的烧灼样或者针刺样疼痛，夜间更严重。

致病因素

◆感染或中毒等直接损伤坐骨神经所致，以单侧发病多见。

◆坐骨神经通路的周围组织病变刺激，压迫或破坏该神经引起，可单侧也可双侧发病。

◆常从事低头、弯腰、久立等工作,致使慢性劳损。

◆骨关节先天畸形,年轻体壮时可能看不出症状,但中年以后,畸形部位易出现病变。

易感人群

◆重体力劳动者

◆久坐的办公室人员

◆长途车司机

取穴定位

腰夹脊穴、环跳、秩边、腰阳关

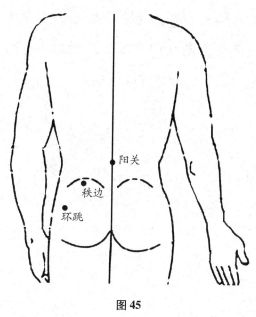

图45

艾灸方法

温和灸腰夹脊穴、环跳、秩边、腰阳关,每天一次,每次5~15分钟。

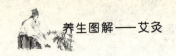

预防方法

◆睡硬板床，减少椎间盘承受的压力。

◆注意腰间保暖，尽量不要受寒，不要长时间在空调下。

◆避免着凉和贪食生冷之物。

◆避免长久弯腰和过度负重。

◆提重物时不要弯腰，应该先蹲下拿到重物，然后慢慢起身，尽量做到不弯腰。

◆多吃一些含钙量高的食物，如牛奶，奶制品，虾皮、海带、豆制品等。

小贴士

有坐骨神经痛的病人常常因为害怕疼痛而减少活动，这样做并不利于疾病的治疗。患者应遵循适量锻炼，尤其是患侧下肢的锻炼更为必要。慢走、慢跑、球类运动都可以进行。

五官科疾病的艾灸外治疗法

口腔溃疡

口腔溃疡又叫做口疮,就是口腔粘膜破裂,露出下面敏感的组织。溃疡部位十分疼痛,特别是遇酸、咸、辣的食物时,疼痛更加厉害,有刺痛的感觉。对着镜子检查,可以看见溃疡是一些白色或淡黄色的小米粒大小的斑点,四周边缘呈现红色。

致病因素

◆人体正常的免疫系统,对自身组织抗原产生免疫反应,引起组织的破坏而发病。

◆消化系统疾病

◆内分泌变化,如女性生理期。

◆熬夜等不规律的生活习惯。

◆饮食不节,过食辛辣肥厚之品或偏食,致火热内生。

◆情绪焦虑,思虑过度,心火亢盛,致口舌生疮。

◆遗传因素。复发性口腔溃疡的发病,有明显的家族遗传倾向。

易感人群

◆20~45岁间的女性

◆ 营养不良者

◆ 习惯熬夜者

◆ 习惯性便秘者

取穴定位

三阴交，足三里，阴陵泉，合谷、照海，廉泉，复溜，神门，内关，地仓、内庭（神门、合谷见图22，内关见图26，地仓见图43）

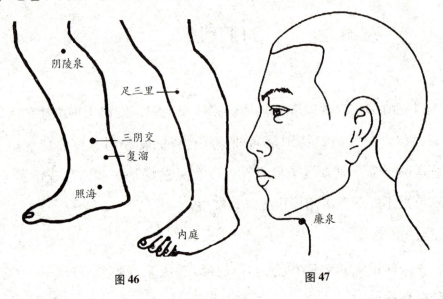

图 46　　　　　　　　图 47

艾灸方法

溃疡点不充血，疼痛轻，反复发作者：选取三阴交、足三里、阴陵泉、合谷。用温和灸，点燃艾条，火头距离穴位处皮肤2～3cm进行熏烤，使皮肤有较强的刺激感，火为要壮而短促，以达消散邪气之效。每次选4～5穴，每穴灸10～15分钟左右，若皮肤产生小泡，任其自然吸收，但不要产生大的瘢痕，刺激以能忍受为度。每日灸一次，5～7次为一个疗程。

溃疡点灰白，周围色淡红者：选取照海、三阴交、廉泉、复溜。失眠者加神门、内关。每穴灸5分钟左右。

黄白色溃疡烂点或糜烂成片者：选取地仓、合谷、内庭。每穴灸5分钟左右。

预防方法

◆注意口腔卫生，避免损伤口腔黏膜和局部刺激。

◆口腔溃疡患者饮食宜以清淡而稀饮为主，并注意温凉适宜。忌辛辣刺激食物。适当补充含维生素B族的食物，特别如动物的肝脏、心脏、黄豆、花生。

◆保持心情舒畅，乐观开朗，避免着急。

◆保证充足的睡眠时间，避免过度疲劳。

◆注意生活规律性和营养均衡性，养成一定排便习惯，防止便秘。

小贴士

一般来说多发行口腔溃疡多为良性，其形态较规则。如果口腔溃疡长时间不愈合，疼痛又不明显，边缘凹凸不平，底部呈现不平整的颗粒状，质地较硬，往往是溃疡开始发生恶变的信号，应及早诊断。

耳鸣耳聋

耳聋与耳鸣是两种病症，却常常一起出现。耳鸣是指病人自觉耳内鸣响，如闻蝉声，或如潮声。耳聋是指不同程度的听觉减退，甚至消失。耳鸣可伴有耳聋，耳聋亦可由耳鸣发展而来。老年人耳聋耳鸣的发生率相当高。

致病因素

◆耳部的疾病导致耳鸣耳聋。

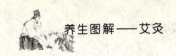

◆血管性疾病也会发生耳鸣，如颈静脉球体瘤、耳内小血管扩张、血管畸形、血管瘤等。

◆一些全身性疾病如：植物神经紊乱、脑供血缺乏、中风前期、高血压、低血压、贫血、糖尿病、营养不良。

◆过量使用了对耳有毒性作用的药物如庆大霉素、链霉素或卡那霉素等。

◆过度疲劳、睡眠不足、情绪过于紧张

◆长时间的噪声接触，导致听力下降和耳鸣产生。

易感人群

◆嗜喝咖啡者，嗜烟酒者。

◆工作在高强度噪声环境中的人，如嘈杂的工地、车间。

◆经常使用耳机的人

◆老年人

取穴定位

肾俞、命门

艾灸方法

患者睡前俯卧床上，将艾条点燃在肾俞、命门穴上悬灸，每穴5分钟，至局部皮肤潮红，每日1次，10次为一个疗程。可以益气聪耳。

预防方法

◆避免在高分贝的噪声环境下长时间逗留，但也不要处于过分安静的环境中。可以听一些柔和的音乐。

◆要有乐观豁达的生活态度，调整自己的生活节奏，分散自己对耳鸣的关注。

◆避免或谨慎地使用耳毒性药物。

◆戒烟戒酒。

◆生活作息要有规律，保持充足的睡眠。

小贴士

治疗耳鸣耳聋是一项复杂的过程，至少需要半年左右的时间，治疗过程中不要吃辣椒、咖啡等刺激性食物，应注意休息，增加营养，保持心情平和舒畅，避免忧郁恼怒，治疗过程反复是正常现象，不要为此烦恼。

鼻　炎

鼻炎是一种很常见的疾病，鼻炎导致产生过多粘液，通常引起流涕、鼻塞等症状。鼻炎不单只是影响鼻子，同时还会影响咽喉和眼睛的功能。鼻炎会影响人的睡眠质量、听力以及学习能力。

致病因素

◆空气污染

◆化学过敏源

◆细菌病毒感染

◆精神紧张

◆天气急剧变化

易感人群

◆儿童

◆老年人

◆学生

◆经常游泳者

取穴定位

印堂、攒竹、阳白、太阳、肺俞。

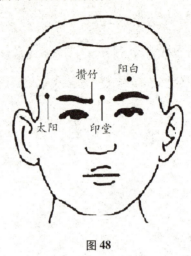

图 48

艾灸方法

点燃艾条,灸印堂,有较强热感后移动到攒竹、阳白、太阳,一共持续 30~50 分钟。最后艾灸肺俞穴 15~30 分钟,可用悬起灸或用艾灸盒灸。

预防方法

◆少食辛辣、油炸食品和海鲜。

◆多食含维生素较多的蔬菜,水果。

◆起居劳作有度,注意休息,不要熬夜,积极锻炼身体。

◆保持个人良好卫生习惯。

◆保持室内清洁、卫生,不要使用地毯、羽毛被褥。尽量远离宠物。

小贴士

鼻炎的发病表现和感冒很相似,都伴随有鼻子发痒、打喷嚏、流鼻涕、鼻塞等症状,但感冒一般在一个星期左右就会好转病愈,而鼻炎通常病程较长,如果自认为感冒,但经久不愈,那就要注意是否患了鼻炎。

牙 痛

俗话说"牙痛不是病,痛起来要人命"。牙痛是一种常见疾病,疼痛感一般比较强烈,并且会有牙龈红肿、遇冷热刺激痛、面颊部肿胀等症状。

致病因素

◆牙齿受到牙齿周围食物残渣、细菌等物的长期刺激,导致牙龈发炎。

◆不正确的刷牙习惯形成牙龈发炎。

◆维生素缺乏导致机体抵抗力下降,引发牙周炎。

◆牙体不断遭受侵蚀出现蛀孔,饮食时食物嵌塞于龋洞,受冷热酸甜刺激引起牙痛。

易感人群

◆爱吃零食的儿童

◆不良生活习惯的人,如经常熬夜等。

◆嗜食辛辣食物者

◆中老年人

取穴定位

合谷、三间、温溜、翳风、下关、内庭、颊车、大迎(内庭见图36)

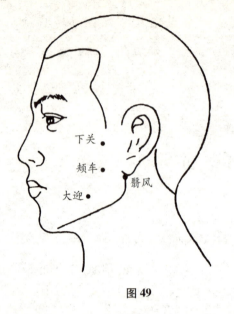 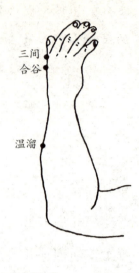

图 49　　　　　　　图 50

艾灸方法

上牙痛：选合谷、翳风、下关、内庭等穴位。

下牙痛：选颊车、大迎、下关、温溜、合谷、三间等穴位。

点燃艾条后，悬于穴位之上，艾火距离皮肤 2~3cm 进行艾灸，每穴灸 10 分钟，各穴依次施灸。

预防方法

◆注意口腔卫生，养成早晚刷牙、饭后漱口的良好习惯。

◆睡前不宜吃糖、饼干等淀粉之类的食物。

◆忌酒及热性动火食品。勿吃过硬食物，少吃过酸、过冷、过热食物。

◆心胸豁达，情绪宁静，不要轻易动怒。

◆保持大便通畅，勿使粪毒上攻。

小贴士

当出现牙痛这个症状时，不要过于慌张，要及时缓解疼痛，忍痛不是最好的办法。痛觉是人体发生疾病的一个信号，对待牙痛，只要一开始给予重视，绝大多数情况下都可以治愈。

骨科疾病的艾灸外治疗法

颈源性眩晕

眩是视物昏花或眼前发黑,晕是自感身体或外界景物旋转摆,站立不稳,二者同时出现,并称眩晕。颈源性眩晕,顾名思义,就是主要由颈椎病变而引起的眩晕,常于颈部活动时出现,特别是猛然扭转颈部时引起,也常发生于体位改变时。

致病因素

◆颈椎错位或椎间盘突出,压迫椎动脉血管,引起脑供血不足,导致眩晕。

◆颈部转动过于剧烈,引起短时间眩晕发作。

◆颈部软组织病变

◆天气突然变冷、潮湿导致颈部受凉

易感人群

◆伏案工作者,如作家、医生等。

◆中老年女性

◆重体力劳动者

取穴定位

百会、足三里、风池

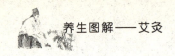

艾灸方法

患者自然俯卧，将百会和风池两穴周围的头发剪掉，将艾绒做成蚕豆大小的炷状放于穴位上，用线香点燃，当患者有温热感时，另换一相同艾炷点燃，如此反复，直至患者感觉有有较强温热感向脑内渗透为度。灸后如穴位处有如米粒大小水泡不必做特殊处理，十余日后可自行吸收、结痂，待结痂自行脱落。另将艾条的一端点燃，对准足三里约3厘米施灸，以局部温热、泛红但不致烫伤为度。以上过程每日一次，连续5天为一疗程。

预防方法

◆平时工作、学习时，注意坐姿，颈椎避免过度的劳损。适当锻炼颈背肌，活动颈部、双肩关节等。

◆注意颈部保暖，避免受风着凉、颈部外伤。

◆应戒烟、酒。忌辛辣刺激性食物。

小贴士

颈源性眩晕患者在采取艾灸法治疗的同时，还要积极治疗原发病，才能使该病得以彻底根治。

风湿性关节炎

风湿性关节炎起病在人的各个关节，关节红、肿、热、痛明显，不能活动，而且疼痛游走不定，在不同关节发作，给病人带来极大的痛苦。

致病因素

◆长期居住在潮湿寒冷的环境中，机体内环境平衡失调，引起炎性反应。

◆长期工作劳累或外伤导致关节受伤

◆吸烟、饮酒

◆重大精神刺激导致体内的各种激素水平严重失衡，诱发风湿性关节炎的急性发作。

易感人群

◆在潮湿、寒冷的地方工作、居住的人

◆重体力劳动者

◆青少年

取穴定位

风湿性关节炎的艾灸要根据不同部位，选用不同的穴位。

踝关节：解溪、丘墟、太溪、昆仑、阳交、交信。

膝关节：内膝眼、外膝眼、梁丘、血海、鹤顶、足三里、阴陵泉、阳陵泉。

腕关节：阳溪、阳池、腕骨、大陵、足三里、外关。

肘关节：曲池、天井、小海、足三里、合谷。

肩关节：肩髎、肩髃、肩前、肩贞、中渚。

艾灸方法

点燃艾条，在穴位上往复回旋熏烤，火头距离皮肤 2~3cm，每穴可酌情灸 15~30 分钟，每次选择 4~5 穴即可，每日或隔日灸一次。除了以上穴位以外，可按照以下特征辨证论治。

关节窜走性疼痛，怕风发热者，可在相应穴位基础上加灸风门、风池。

关节红肿热痛，遇热痛甚，得冷则舒，痛不可触者，可在相应穴

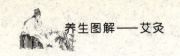

位基础上加灸大椎、曲池、合谷。

关节疼痛剧烈,得热痛减,遇寒痛甚,痛有定处者,可在相应穴位基础上加灸脾俞、关元、足三里。

预防方法

◆尽量避免感受风寒、湿热。关节处要注意保暖,不穿湿衣、湿鞋、湿袜等。

◆劳逸结合,活动与休息要适度。加强锻炼,增强身体素质。

◆注意饮食调节,适当补充优质蛋白质、各种维生素。

◆保持良好的心理状态,避免精神受刺激、过度悲伤或压抑。

小贴士

风湿性关节炎与类风湿性关节炎虽然仅有一字之差,但疾病症状相差很大。风湿性关节炎是链球菌感染造成,而类风湿关节炎是多种原因引起的关节滑膜的慢性炎症。风湿热起病急,且多见于青少年,可侵犯心脏,引起风湿性心脏病,并有发热、皮下结节和皮疹等表现。类风湿性关节炎则属自身免疫性疾病,可能与遗传因素有关,多发生于20~40岁女性关节疼痛、肿胀、发僵、活动不便,但绝大多数病人无心脏症状,类风湿因子阳性。

类风湿性关节炎

类风湿性关节炎是一种以关节滑膜炎为特征的慢性全身性自身免疫性疾病。滑膜炎持久反复发作,可导致关节内软骨和骨的破坏,关节功能障碍,甚至残废。血管炎病变累及全身各个器官,故本病又称为类风湿病。

致病因素

◆寒冷、潮湿的天气

◆疲劳过度

◆营养不良

◆创伤

易感人群

◆20~40岁女性

◆长期受寒冷刺激（包括寒风和湿冷）的人

◆重体力劳动者

取穴定位

大杼、曲池、血海、大椎、腰俞

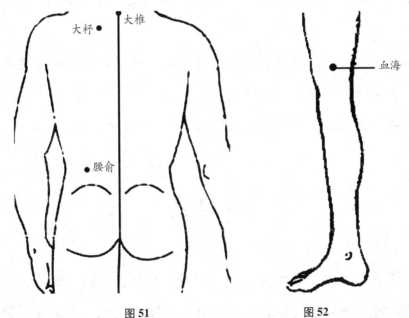

图51　　　　　　　　　图52

艾灸方法

使用温和灸疗法，每穴灸15~20分钟。如果患者血沉快，可配合

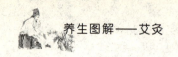

艾灸膈俞、阳陵泉；急性期可配合艾灸至阳、灵台、督脉上压痛点；肩关节痛可配合艾灸肩髃、肩髎；肘关节痛可配合艾灸曲池、手三里、少海；腕关节痛可配合艾灸阳池、合谷、外关；髋关节痛可配合艾灸环跳、风市。以上过程每日1次，10次1疗程。患者的关节不疼以后，必须再巩固一个月，否则极易复发。

预防方法

◆加强锻炼，增强身体素质，增加抗御风寒湿邪侵袭的能力。

◆避免受风、受潮、受寒，尤其是关节处要注意保暖。

◆劳逸结合，保持种族的睡眠。保持精神愉快，心胸开阔。

◆少食肥肉、高动物脂肪和高胆固醇食物。

◆预防和控制感染，遇到扁桃体炎、咽喉炎、鼻窦炎、慢性胆囊炎、龋齿等感染性疾病之后要及时治疗，防治诱发类风湿性关节炎。

小贴士

类风湿性关节炎为慢性疾病，需长期治疗，在病情没有得到完全控制时会不断地反复，加之诱发因素复杂多样，因此患者一定不要因一时的疗效不明显而放弃治疗，要有积极、自信的态度。

肩周炎

肩周炎，是肩关节周围肌肉、韧带、肌腱、滑囊、关节囊等软组织损伤、退变而引起的关节囊和关节周围软组织的一种慢性无菌性炎症。它的临床表现为起病缓慢，病程较长，病程一般在1年以内，较长者可达到1~2年。本病的好发年龄在50岁左右，女性发病率略高于男性，多见于体力劳动者。如得不到有效的治疗，有可能严重影响肩关节的功能活动。

致病因素

◆肩部原因：

（1）中老年人软组织退行病变，对各种外力的承受能力减弱是基本因素。

（2）长期过度活动，姿势不良等所产生的慢性致伤力是主要的激发因素。

（3）上肢外伤后肩部固定过久，肩周组织继发萎缩、粘连。

（4）肩部急性挫伤、牵拉伤后因治疗不当等。

◆肩外因素：颈椎病，心、肺、胆道疾病发生的肩部牵涉痛，因原发病长期不愈使肩部肌持续性痉挛、缺血而形成炎性病灶，转变为真正的肩周炎。

易感人群

40～70岁的中老年人

取穴定位

天宗、臂臑、外关

艾灸方法

艾条悬灸，每穴每次灸治10分钟，灸至皮肤潮红为度，每日灸1～2次，15天为1个疗程。

预防方法

◆避免长时间的伏案工作，并选择高矮适中的椅子和电脑台，工

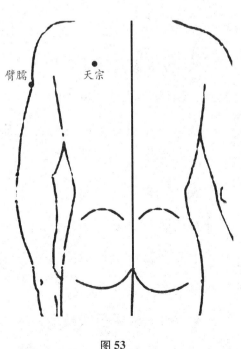

图53

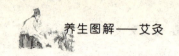

作30~45分钟后，最好起立舒展腰肢，转动头颈，舒松肩关节。

◆在温热的浴水中慢慢浸泡，可以松弛紧张的肌肉，祛除一天的疲劳，水温一般以40℃为宜，不可过热。

◆避免肩部受凉，夏天居于冷空调的房间，要着长袖衣服。冬天外出时注意肩部保暖。

◆平时注意不要一次性拎很重的东西，不可突然做强力劳动或卸过重物体，以防肩部发生扭伤。

◆坚持每天做一些保健运动，诸如保健体操、打太极拳、散步、慢跑等体育运动，使肌肉中的血流通畅，保持良好的关节柔韧度和良好的功能状态。

腰肌劳损

腰肌劳损是一种常见的腰部疾病，以腰部隐痛反复发作，劳累后加重，休息后缓解等为主要表现的疾病。主要症状为腰或腰骶部疼痛，反复发作，疼痛可随气候变化或劳累程度而变化，时轻时重，缠绵不愈。

致病因素

◆长期工作姿势不良，如弯腰用一侧肩膀扛抬重物，或是习惯性姿势不良，使腰肌长时间处于牵拉状态，造成累积性劳损变性，软组织疲劳则产生腰背酸痛。

◆腰椎先天或后天畸形，或下腰短缩畸形，或腰部外伤后，长期卧床不起，腰背肌长时间疲劳等。

◆腰部软组织急性损伤治疗不当，或反复损伤使组织不能得到充分修复，产生纤维化或瘢痕形成，也是慢性腰痛的原因。

◆慢性腰肌劳损与气候环境条件也有一定关系，气温过低或湿度太大都可促发或加重腰肌劳损。

易感人群

◆重体力劳动者

◆长期保持重复姿势的办公室工作者

◆长时间驾车的司机

取穴定位

命门、腰阳关、肾俞、腰俞

艾灸方法

艾条灸5～10分钟，在穴位上作温和灸或回旋灸，使局部皮肤潮红为度，每日一次，10天一个疗程，长期坚持。

预防方法

◆坐着办公或学习时尽量挺直腰板，避免弯腰时间过长而引起或加重腰部肌肉紧张度，增加腰痛机会。

◆需要较长时间坐着工作或学习时，应当定时起来活动活动。一般在30～45分钟左右就要起来活动5～10分钟。伸伸腰、捶捶背或做工间操，这样对缓解及免除腰部肌肉的疲劳和紧张，具有良好效果。

◆业余时间多参加适宜的运动锻炼及其他文体活动，以增强体质，增强腰部力量和稳定性，减少腰部损伤的几率。

◆在劳动或运动时注意不可用力过大，姿势转换不可过猛，并要注意在提取重物时事先有所准备，防止因无思想准备，突然用力伤及腰部肌肉而引起急性腰痛。

妇科疾病的艾灸外治疗法

月经不调

月经不调，表现为月经周期或出血量的异常，或是月经前、经期时的腹痛及全身症状。病因可能是器质性病变或是功能失常。许多全身性疾病如血液病、高血压病、肝病、内分泌病、流产、宫外孕、葡萄胎、生殖道感染、肿瘤（如卵巢肿瘤、子宫肌瘤）等均可引起月经失调。

致病因素

◆避孕方式不当

◆生殖器炎症

◆流产或异常妊娠

◆子宫肿瘤

◆血液病

◆功能异常

易感人群

◆饮食习惯差的女性

◆内向孤僻女性易发生闭经

◆ "要风度不要温度"的女性

取穴定位

关元、子宫、内关、涌泉、八髎、归来、三阴交、足三里、命门、肩井、太冲（关元见图3，内关见图26，涌泉、三阴交、足三里见图21，归来见图35，命门见图7，肩井见图41，太冲见图36）

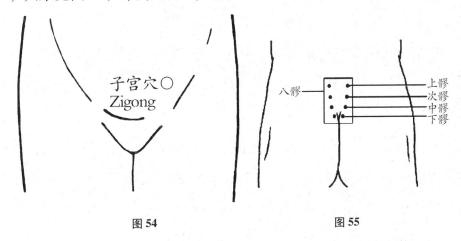

图54　　　　　　　　　图55

艾灸方法（配图）

◆血虚型月经不调。证见月经后期，量少色淡，质清稀，伴有眩晕，失眠，心悸，面色苍白，神疲乏力，舌淡，脉弱无力。

艾灸选穴：关元、子宫、内关、涌泉。

方法：用隔姜灸或温和灸，用艾灸盒艾灸在小腹部用三眼艾灸盒，子宫、内关、涌泉可以用单眼艾灸盒。关元、子宫不得低于20分钟，内关、涌泉各10分钟。

◆肾虚型月经不调。证见月经初潮较迟，经期延后，量少，色正常或暗淡，质薄，伴有腰酸背痛，舌质正常或偏淡，脉沉。治宜补肾养血。

艾灸选穴：八髎穴、归来、三阴交

方法：用隔姜灸或温和灸，用艾灸盒艾灸在小腹部用三眼艾灸盒。

归来和八髎穴用三眼艾灸盒艾灸，三阴交用单眼艾灸盒。归来不低于10分钟；八髎穴不低于15分钟，三阴交10分钟。

◆血寒型月经不调。证见月经后期，量少色暗，有块，或色淡质稀，伴有小腹冷痛，喜温喜按，得热则减，或畏寒肢冷，小便清长，大便稀薄，舌淡，苔薄白，脉沉紧或沉迟无力。治宜温经散寒调经。

艾灸选穴：关元、八髎、三阴交、足三里

方法：用隔姜灸或温和灸，用艾灸盒艾灸在小腹部用三眼艾灸盒，可同时插三根或两根艾条，关元、八髎艾灸20分钟，足三里、三阴交各10分钟。

◆气郁型月经不调。证见月经后期，量少色暗有块，排出不畅，伴有少腹胀痛，乳胀胁痛，精神抑郁，舌质正常或稍暗，脉弦涩。治宜行气活血。

艾灸取穴：关元、命门、肩井、太冲

方法：关元、命门可以用三眼艾灸盒施灸，也可以用隔姜灸。肩井和太冲用单眼艾灸盒或手持艾条施灸。关元、命门各20分钟，肩井、太冲各10分钟。

预防方法

◆经期应注意保暖，忌寒、凉、生、冷刺激，防止寒邪侵袭。

◆注意休息、减少疲劳，加强营养，增强体质。

◆应尽量控制剧烈的情绪波动，避免强烈的精神刺激，保持心情愉快

◆平时要防止房劳过度，经期绝对禁止性生活。

◆经期要注意饮食调理，经前和经期忌食生冷寒凉之品，以免寒凝血瘀而痛经加重

◆月经量多者，不宜食用辛辣香燥之物，以免热迫血行，出血更甚。而且注意别滥用药，应根据痛经的原因，辨证施治。

小贴士

女性在月经来潮前应忌食咸食。因为咸食会使体内的盐分和水分贮量增多，在月经来潮之前，孕激素增多，易于出现水肿、头痛等现象。月经来潮前10天开始吃低盐食物，就不会出现上述症状。

痛　经

痛经是指妇女在经期及其前后，出现小腹或腰部疼痛，甚至痛及腰骶。每随月经周期而发，严重者可伴恶心呕吐、冷汗淋漓、手足厥冷，甚至昏厥，给工作及生活带来影响。

致病因素

◆子宫颈管狭窄主要是月经外流受阻，引起痛经。

◆子宫发育不良容易合并血液供应异常，造成子宫缺血、缺氧而引起痛经。

◆精神、神经因素部分妇女对疼痛过分敏感。

◆子宫不正常收缩。痛经患者常有子宫不正常收缩，因此往往导致子宫平滑肌缺血，子宫肌肉的缺血又可引起子宫肌肉的痉挛性收缩，从而产生疼痛而出现痛经。

◆妇科病如子宫内膜异位症、盆腔炎、子宫腺肌症、子宫肌瘤等。子宫内放置节育器（俗称节育环）也易引起痛经。

◆少女初潮，心理压力大、久坐导致气血循环变差、经血运行不

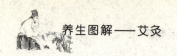

畅、爱吃冷饮食品等造成痛经。

◆经期剧烈运动、受风寒湿冷侵袭等，均易引发痛经。

易感人群

◆青春期、未婚及已婚未育女性

取穴定位

主穴：关元、气海、三阴交。

配穴：次髎、中髎、天枢、归来、曲骨。

艾灸方法

病人首先选取仰卧位，点燃艾条，在距离穴位约2cm的位置熏烤以局部皮肤有灼热感为度。然后改俯卧位，同法灸治背面的次髎或中髎穴。每天进行一次，每次约15～20分钟，10次为一个疗程。

穴位的选取，一般主穴每天使用。但配穴可每天轮换选取2～3个。选择治疗时间一般在月经来潮前数日开始，到月经干净后数日。

预防方法

◆衣着不能太单薄，尤其在月经期，更要注意保暖，以利改善全身及子宫的血液循环。

◆加强体格锻炼，增强体质，增强人体对寒冷的适应能力。所谓"动则生阳"，即使平日多走动，经常快步走都能调畅气血、改善血液循环，使全身温暖。

◆在饮食上适当多食一些温热食物，如牛肉、羊肉等，少食寒性食物，忌食冷饮。

◆平时生活中要保持愉快的心情与积极的生活态度，这对女性的"气色"好坏至关重要。

◆每天坚持用热水洗脚，防止"寒从脚起"。

小贴士

出现痛经后可以通过补充富含维生素E的食物,适当饮酒和对证进行食物调理来缓解痛经。适当地喝些米酒、曲酒、酒酿、红酒等,可以通经活络,扩张血管,起到缓解痛经的作用。

闭 经

闭经,以女子年龄超过18周岁,月经尚未来潮,或已来潮、非怀孕而又中断3个月以上为主要表现的一种月经病。

致病因素

◆全身性的疾病。全身患有慢性疾病和营养不良是闭经的原因之一。

◆精神因素。任何精神刺激,如精神过度紧张、恐惧、愤怒、悲伤都可以导致闭经。

◆子宫本身的原因。如患有子宫内膜结核的女性,常出现闭经。

◆卵巢和垂体的疾病。如卵巢先天发育不良、卵巢肿瘤、卵巢受放射性物质损伤、卵巢手术切除、垂体肿瘤或坏死等,均可造成闭经。

◆阴道异常。如先天性阴道横膈、处女膜闭锁、阴道被药物煤炭烧伤引起疤痕使阴道闭锁等,都可使月经无法向外流出而造成假性闭经。

◆应用避孕药不恰当。少数女性因注射长效避孕针或口服避孕药后引起闭经。

易感人群

◆工作压力大,精神紧张的女性

◆人流后护理不当的女性

◆节食减肥过度的女性

◆刚到新环境的外出旅游者

取穴定位

关元、归来、三阴交

艾灸方法

在关元、归来、三阴交涂以少量凡士林或温开水以增加粘附作用，再放上艾炷点燃，当艾炷所剩不多，患者感到微有灼痛时，即更换艾炷再灸，一般灸3～5壮，至局部皮肤起红晕而不起泡为度，隔日或3日灸治1次，5次为1个疗程。

预防方法

◆注意经期卫生，由于月经期间身体抵抗力较弱，应注意营养，合理安排生活、工作，避免精神紧张、精神刺激和风寒湿冷，防止月经病的发生。

◆注意哺乳期卫生，纠正哺乳过久的习惯，除去慢性病灶，实行计划生育，减少人工流产手术，正确掌握口服避孕药的应用，发现异常及时处理。如能做到防微杜渐，很多闭经是可以预防的。

崩　漏

崩漏是指妇女非周期性子宫出血，其发病急骤，暴下如注，大量出血者为"崩"；病势缓，出血量少，淋漓不绝者为"漏"。崩与漏虽出血情况不同，但在发病过程中两者常互相转化，如崩血量渐少，可能转化为漏,漏势发展又可能变为崩,故临床多以崩漏并称。青春期和更年期妇女多见。

致病因素

◆痰湿阻滞

◆气虚不摄

◆阴虚火旺

◆血热妄行

◆气机逆乱

易感人群

◆青春期女性

◆更年期妇女

◆体内肿瘤病变的女性

取穴定位

三阴交、隐白、大敦、关元、百会、血海、命门（关元见图3,百会见图23,血海见图52,命门见图7）

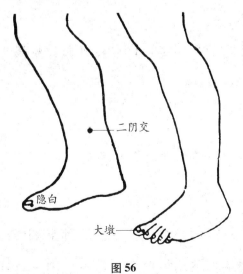

图56

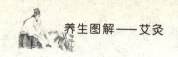

艾灸方法

每次选穴 3~4 个，艾条温和灸、艾炷灸，每穴 10~15 分钟或 5~7 壮，出血时一天 2 次，无症状时可 1 天 1 次或隔天一次，灸至皮肤潮红为度，10 次为 1 个疗程。

预防方法

◆注意身体保健。要增加营养，多吃含蛋白质丰富的食物以及蔬菜和水果。

◆在生活上劳逸结合，不参加重体力劳动和剧烈运动，睡眠要充足，精神愉快，不要在思想上产生不必要的压力。

◆应用药物进行止血。药物止血的方法有两种：一种是使子宫内膜脱落干净，可注射黄体酮；一种是使子宫内膜生长，可注射苯甲酸雌二醇。

◆恢复卵巢功能，调节月经周期。一般连续服用已烯雌酚等药物，每天 0.5~1 克，连用 20 天，用药最后 5 天增加注射黄体酮每天 20 毫克。

小贴士

注意灸后调养，卧床休息，出血时可同时口服三七片或者云南白药，已达到快速止血的目地。

带　下

带下指阴道壁及宫颈等组织分泌的一种黏稠液体。在发育成熟期或经期前后、妊娠期带下均可增多，带下色白无臭味，这是正常的生理现象。当阴道、宫颈或内生殖器发生病变时，带下量明显增多，并且色、质和气味异常，以白带、黄带、赤白带为多见，伴全身或局部症状者，称为"带下病"。

致病因素

◆湿热（毒）：因摄生不洁，或久居阴湿之地，或因手术损伤，以致湿热、病菌入侵带脉，发为带下。亦有肝经湿热下注，或因热毒蕴腐，损伤血络，导致带下赤白。

◆脾虚：饮食不节，劳倦过度，或忧思气结、损伤脾气，伤及任、带二脉而为带下病。

◆肾虚：素体肾气不足或房劳多产，封藏失职；亦有肾阴偏虚，相火偏旺，灼伤血络，任带失因而带下赤白者。

易感人群

◆身体肥胖，月经不规律者。

◆中老年妇女

取穴定位

带脉、三阴交

艾灸方法

右手如持笔写字状拿艾条，使艾条与局部皮肤成45°角，将艾条的一端点燃对准穴位处，点燃的艾头与皮肤的距离约2cm左右，以局部温热、泛红但不致烫伤为度。于每穴施艾条温和灸15分钟，每日1次，连续10次1疗程。

预防方法

◆要节欲养肾，一周1~2次为宜。

◆平时应积极参加体育锻炼，增强体质，下腹部要保暖，防止风

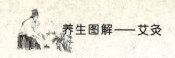

冷之邪入侵。

◆饮食要有节制，免伤脾胃。

◆经期禁止游泳，防止病菌上行感染；浴具要分开。

◆有脚癣者，脚布与洗会阴布分开。

◆提倡淋浴，厕所改为蹲式，以防止交叉感染。

经前乳房胀痛

大约有2/3以上的妇女在月经来潮前有双乳胀痛或不适感，整个乳房胀满、发硬、压痛，原有的颗粒状或结节感更为明显，这属于生理现象。多数妇女胀痛不严重，可以忍受；少数敏感者在乳房受轻微的震动或碰撞时即感到胀痛难忍，甚至不敢走路、着衣，终日手托双乳。

致病因素

◆肝肾阴虚：这类妇女除了乳房胀痛外常会烦热、睡眠不宁、头痛眩晕、手足心热、口唇色红、唇舌易溃破、身体瘦弱吃不胖、腰酸、膝无力等。

◆肝郁气滞：这类妇女大部份都有情绪不畅的病史或生活压力过大，除了乳房乳头胀痛不可触摸外，伴烦躁不安、胸闷、肋骨抽痛、易怒、反胃、下腹两旁胀痛、月经夹血块色黑、性生活不协调、脸上长黑斑等。

◆肝郁脾湿：常见的症状有经前乳房胀痛、触痛明显、下腹胀痛伴下坠感、胃口不好、四肢无力、易腹泻、平时白带多、月经量多色淡等。

易感人群

◆ 心态抑郁，容易上火的女性

◆ 人工流产后的女性

取穴定位

中脘、足三里、大肠俞、太冲、阳陵泉

艾灸方法

每一穴用艾条温和灸 30 分钟，灸至皮肤潮红为度。十次一疗程，隔三天后继续下一疗程。一般两个疗程后可愈。

预防方法

◆ 改变饮食习惯。采用低脂高纤的饮食，食用谷类（全麦）、蔬菜及豆类的纤维。

◆ 经常按摩乳房。轻轻按摩乳房，可使过量的体液再回到淋巴系统。按摩时，先将肥皂液涂在乳房上，沿着乳房表面旋转手指，约一个硬币大小的圆。然后用手将乳房压入再弹起，这对防止乳房不适症有极大的好处。

◆ 穿稳固的胸罩。胸罩除了防止乳房下垂外，更重要的作用是防止已受压迫的乳房神经进一步受到压迫，消除不适。细心的姐妹会发现，那些慢跑运动员穿戴稳固的胸罩就是这个保健原因。

◆ 尽量不吃太咸的食物。高盐的食物易使乳房胀大，月经来前的 7～10 天尤应避免这类食物。

◆ 饮食中应摄取富含维生素的食物，同时少吃人造奶油，以免其中的氢化脂肪干扰催乳激素的产生。

小贴士

经前乳房胀痛可能是由多种原因造成的，病人在治疗前一定要诊

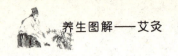

断清楚。若数年不愈，并可触及肿块者，要进一步检查。

盆腔炎

盆腔炎是比较常见的三大妇科疾病之一（另两种是阴道炎和宫颈炎），是一种妇科的常见病，炎症可局限于一个部位，但是也能多个部位同时发病。盆腔炎可以按照病理过程，分为急性盆腔炎和慢性盆腔炎两种。

致病因素

◆月经期不注意卫生

◆使用卫生标准不合格的卫生巾或卫生纸，或有性生活，给细菌提供逆行感染的机会，导致盆腔炎。

◆产后或小产后体质虚弱，宫颈口经过扩张尚未很好地关闭，阴道、宫颈中存在的细菌上行感染盆腔。

◆妇科手术感染，或患者手术后不注意个人卫生、不遵守医嘱，过早恢复性生活，可能使细菌上行感染，引起盆腔炎。

◆邻近器官的炎症蔓延，如发生阑尾炎、腹膜炎时，炎症蔓延引起女性盆腔炎症。患慢性宫颈炎时，炎症也能够通过淋巴循环，引起盆腔结缔组织炎。

易感人群

◆有月经的妇女，我国以30岁左右为发病高峰。绝经后或未婚者很少发生盆腔炎。

◆产后或流产后妇女。

◆性伙伴较多的妇女。

取穴定位：

阿是穴、三阴交

艾灸方法

艾灸条每次1支，艾灸痛点有温热舒服的感觉，灸至皮肤出现红晕，每次灸20~30分钟，7天为1疗程，休息2天后，再进行第2疗程，一般灸1~2个疗程。

预防方法

◆杜绝各种感染途径，保持会阴部清洁、干燥，每晚用清水清洗外阴，做到专人专盆，不要随意用热水、肥皂等洗外阴。盆腔炎时白带量多，质粘稠，要勤换内裤，不穿紧身、化纤质地内裤。

◆月经期、人流术后及上、取环等妇科手术后阴道有流血，一定要禁止性生活，禁止游泳、盆浴、洗桑那浴，要勤换卫生巾，因此时机体抵抗力下降，致病菌易乘机而入，造成感染。

◆急性或亚急性盆腔炎患者要保持大便通畅，并观察大便的性状。若见便中带脓或有里急后重感，要立即到医院就诊，以防盆腔脓肿溃破肠壁，造成急性腹膜炎。

◆盆腔炎病人要注意饮食调护，要加强营养。发热期间宜食清淡易消化饮食，对高热伤津的病人可给予梨汁或苹果汁、西瓜汁等饮用，但不可冰镇后饮用。

◆慢性盆腔炎、腹部包块患者采用中药保留灌肠治疗，效果甚好，它具有活血化瘀，软坚散结，清热解毒或暖宫散寒之功效。

女性不孕症

凡夫妇同居 2 年以上,没有采取避孕措施而未能怀孕者,称为不孕症。婚后 2 年从未受孕者称为原发性不孕;曾有过生育或流产,又连续 2 年以上不孕者,称为继发性不孕。

致病因素

◆外阴阴道因素:包括外阴、阴道发育异常、阴道损伤后形成粘连瘢痕性狭窄,影响精子进入宫颈,影响授精、阴道炎症等。

◆宫颈因素:宫颈是精子进入宫腔的途径,宫颈黏液量和性质都会影响精子能否进入宫腔。

◆输卵管因素:输卵管具有运送精子、拾卵及将受精卵运送至宫腔的功能。输卵管病变是不孕症最常见因素,任何影响输卵管功能的因素都影响授精。

◆子宫因素:子宫先天性畸形、内膜异常、子宫肿瘤等等这些都可以造成不孕。

◆卵巢因素:卵巢发育异常、子宫内膜异位症、黄素化未破裂卵泡综合征、卵巢肿瘤、黄体功能不足影响受孕。

◆排卵障碍:引起卵巢功能紊乱而致不排卵的因素都可致不孕。

◆女性不孕患者的心理因素,主要体现在:自卑感,心神不安,精神紧张,社交减少,对生活缺乏兴趣,焦躁多虑,失落感。

易感人群

◆有子宫内膜异位症的女性,伴有不正常出血、痛经、周期性的直肠和肛门坠胀、腰痛等临床反应。

◆ 有阑尾炎病史的女性。

◆ 做过多次人流手术的女性。

◆ 异常肥胖，内分泌功能紊乱的女性。

取穴定位

主穴：关元、神阙、子宫、三阴交、足三里配穴：中极、归来、八髎

艾灸方法

治疗时，病人首先选取仰卧位，使用随身灸器或艾条，在距离穴位约2cm的地方悬灸，以局部皮肤有灼热感为度。然后改俯卧位，同法灸治背面的穴位。一般主穴每天使用，但配穴可每天轮换选取。每天进行一次，每次15~20分钟，10次为一个疗程。

预防方法

◆ 保持心情愉快。

◆ 讲究经期卫生，注意适当休息避免劳累；在饮食上宜温热，忌寒凉。

◆ 月经不调要及早治疗，争取一次治好莫留后患。

◆ 避免人工流产，因为人流易引起宫腔感染或粘连等，对女性的生育能力会造成很大的影响。

产后缺乳

产后缺乳，是指产妇在产后2~10天内没有乳汁分泌和分泌乳量

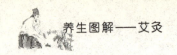

过少，或者在产褥期、哺乳期内乳汁正行之际，乳汁分泌减少或全无不够喂哺婴儿的，统称为缺乳。产后缺乳最明显的表现是：新生儿生长停滞及体重减轻。因此，不仅给婴儿的生长、发育造成影响，而且也会给家庭带来各种困难和麻烦。

致病因素

◆过早添加配方奶或其他食品：这是造成奶水不足的主要原因之一。由于宝宝已经吃了其他食物，并不感觉饥饿，便自动减少吸奶的时间，如此一来，乳汁便会自动调节减少产量。

◆喂食时间过短：有些妈妈限制哺喂的次数，或者每次喂食时间过短等，都会造成母奶产量的减少。很多时候，宝宝的嘴离开妈妈的乳头，可能只是想休息一下、喘一口气，或是因为好奇心想要观察周围的环境等。

◆婴儿快速生长期：大约二至三周、六周、以及三个月左右，是婴儿较为快速的生长阶段，此时宝宝会频频要求吸奶，这可说是宝宝本能的在增加妈妈的奶水产量，若在此时添加其他食物，反而会妨碍奶水的增加。

◆妈妈营养不良：妈妈平日应该多注意营养，不宜过度减轻体重，以免影响乳汁的分泌；最好多食用富含蛋白质的食物，进食适量的液体，并注意营养是否均衡。

◆药物影响：妈妈若吃含雌性激素的避孕药，或因疾病正接受某些药物治疗，有时会影响泌乳量，此时应避免使用这些药物，在就诊时，应让医师知道你正在喂母乳。

易感人群

◆心情忧郁，精神忧虑、烦恼的产妇

◆产后出血过多的产妇

◆睡眠不足、压力过大的产妇

取穴定位

膻中、乳根、少泽

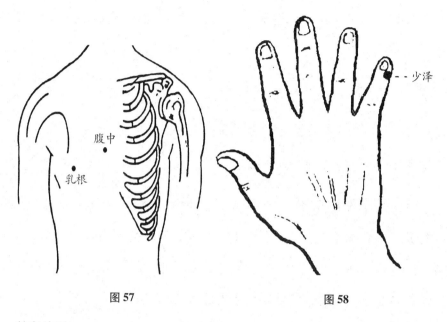

图57　　　　　　　　图58

艾灸方法

用艾条温和灸 10~20 分钟，灸至皮肤潮红为度，每日 1 次，7~10 天为一疗程。

预防方法

◆母婴同室，及早开乳。一般认为，早期母乳有无及泌乳量多少，在很大程度上与哺乳开始的时间及泌乳反射建立的迟早有关。

◆养成良好的哺乳习惯。按需哺乳，勤哺乳，一侧乳房吸空后再吸另一侧。若乳儿未吸空，应将多余乳汁挤出。

◆营养和休息要保证。产妇要有充分的睡眠和足够的营养，要少食多餐，多食新鲜蔬菜、水果，多饮汤水，多食催乳食品，如花生米、

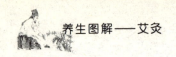

黄花菜、木耳、香菇等。

◆调整情绪。产妇宜保持乐观、舒畅的心情，避免过度的精神刺激，以致乳汁泌泄发生异常。

◆及早治疗。发现乳汁较少，要及早治疗，一般在产后15日内治疗效果较好。时间过长，乳腺腺上皮细胞萎缩，此时用药往往疗效不佳。

产后尿潴留

尿潴留是产褥期常见的不适病症，会给产妇带来生理和心理上的诸多困扰。一般来说，妈妈在顺产后4~6小时内就可以自己小便了，但如果在分娩6~8小时后甚至在月子中，仍然不能正常地将尿液排出，并且膀胱还有饱涨的感觉，这就是尿潴留了。

致病因素

◆产妇不习惯在床上排尿，或者由于外阴创伤，惧怕疼痛而不敢用力排尿，导致尿潴留。面对此种情况，家人应首先帮助产妇排除种种顾虑，循序善诱，鼓励她下床排尿。

◆产程较长（尤其是第二产程）而未及时排尿，膀胱和尿道受胎先露压迫过久，导致膀胱、尿道黏膜充血水肿，张力变低而发生尿潴留。

◆腹壁由于妊娠时持久扩张，产后发生松弛，腹压下降，无力排尿。如果孕妇在孕期多运动，加强腹肌锻炼，至少可以在一定程度上减少此种原因的患病可能。

◆产后会阴侧切或会阴撕裂造成外阴创伤疼痛，使支配膀胱的神经功能紊乱，反射性地引起膀胱括约肌痉挛而发生产后尿潴留。

◆产前或产程中应用大剂量的解痉镇静药，如妊娠高血压综合征应用硫酸镁、莨菪类等药物，降低膀胱张力而引起尿潴留。如果是这种情况的话，只要适量用药完全可以让产妇避免患尿潴留。

易感人群

◆生产时会阴侧切或撕裂，伤口较大的产妇

◆生产时心理产生恐惧感的产妇

取穴定位

膀胱俞、中极、气海、肾俞、神阙（中极、神阙见图25，肾俞见图14，气海见图8）

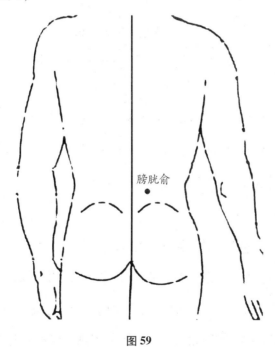

图59

艾灸方法

灸法一：采用温和灸，点燃艾条的一端，距皮肤2~3 cm熏烤以上

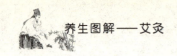

穴位，每处5~7分钟，以有温热感而无灼痛为度。灸后局部皮肤微红灼热属于正常，但要注意防止烫伤。

灸法二：将盐炒黄填入神阙穴，再将葱压成0.3cm饼状置盐上，将艾炷置饼上，灸1~4壮。

预防方法

◆让产妇精神放松，树立信心，采取产妇自己习惯的排尿体位。

◆用温水冲洗外阴部，同时让产妇听流水声以诱导排尿。

◆用热水袋热敷膀胱部位，促使膀胱收缩。

◆在严格无菌操作下放置导尿管，每2~4小时放尿一次，1~2天后拔出导尿管多能自行恢复排尿功能。导尿同时应注意预防感染。

子宫脱垂

子宫脱垂是指支撑子宫的组织受损伤或薄弱，致子宫从正常位置沿阴道下降，子宫颈外口坐骨棘水平以下甚至子宫全部脱出阴道口外的一种生殖伴邻近器官变位的综合症。

致病因素

◆产孕过早，过早结婚生育或生育过多。

◆分娩损伤，如由于滞产，急产，巨大胎儿的娩出，手术产等均可造成子宫颈旁组织、骨盆筋膜、骨盆底肌肉主筋膜过度伸展与裂伤。特别是当子宫口尚未开全而过早合用腹压或施行上述手术时，更使这些支持结构遭到严重破坏，使其支持功能减弱或丧失，发生子宫脱垂。

◆产后过早参加重体力劳动。尤其是那些合腹压增加的肩挑抬担

妇科疾病的艾灸外治疗法

等劳动。可导致脱垂,严重者甚至可导致直肠与膀胱同时膨出。

◆更年期或绝经期后,由于卵巢功能逐渐衰退,雌激素水平下降,生殖道的支撑减弱,出现子宫脱垂。先天性盆腔组织发育不全。慢慢咳嗽等腹压长期过大,身体虚弱亦可导致子宫脱垂。

易感人群

◆生殖器官支持组织发育不良

◆患有长期慢性咳嗽、便秘、腹水或盆腹腔巨大肿瘤的女性

◆分娩时有损伤的产妇

◆产后习惯蹲式劳动(如洗尿布、洗菜等),可能使腹压增加,促使子宫脱垂。

取穴定位

百会、关元、气海、维胞、子宫、三阴交(百会见图23,子宫见图54,三阴交见图21)

艾灸方法

温和灸,选取以上穴位,每次艾灸40分钟左右,灸至皮肤潮红为度。每天一次,7天为一疗程。

预防方法

◆妇女的劳动应量力而行,过度的负重作用及体姿用力是子宫脱垂的重要原因之一。

◆做好青春期保健,预防器质性损伤。

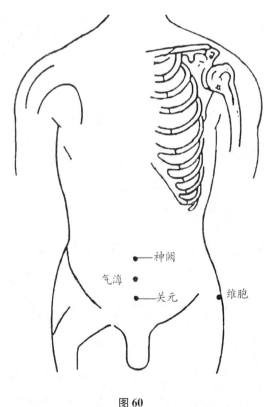

图60

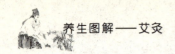

◆女性月经期受内分泌的影响而盆腔充血，应注意保暖、休息，避免受刺激。

◆做好妇女的孕期保健，预防发生胎位性难产。正确处理分娩各产程，防止产伤。产后不过早下床活动，特别不能过早地参加重体力劳动。

◆注意营养，适当进行身体锻炼，坚持做肛提肌运动锻炼，以防组织过度松弛或过早衰退。

◆妇女更年期及老年期应特别注意劳逸结合，避免过度疲劳，保持心情舒畅，减少精神负担。

外阴瘙痒

外阴瘙痒是外阴各种不同病变所引起的一种症状，但也可发生于外阴完全正常者，一般多见于中年妇女，当瘙痒加重时，患者多坐卧不安，以致影响生活和工作。

致病因素

◆病菌、真菌、病毒感染，如外阴阴道假丝酵母菌病、滴虫性阴道炎，以外阴瘙痒、白带增多为主要症状。

◆寄生虫引起的瘙痒，如阴虱病、蛲虫病引起的外阴瘙痒，以夜间为甚。

◆其他疾病引起的瘙痒，如糖尿病的患者尿糖对外阴皮肤刺激，特别是并发外阴阴道假丝酵母菌病时，外阴瘙痒特别炎症，甚至难以忍受，但局部皮肤和粘膜外观正常，或仅有因搔抓过度而出现的抓痕和血痂。

◆黄疸，维生素A、B缺乏，贫血、白血病等慢性病患者出现外阴痒，常为全身瘙痒的一部分。

◆妊娠期肝胆内胆汁淤积，也可以出现包括外阴在内的全身皮肤瘙痒。

◆性交过敏，两性生活期间发生的过敏反应也可引发外阴瘙痒。

易感人群

◆不良卫生习惯的女性，平时不注意清洁外阴，使阴道分泌物或经血积存于阴部会引起瘙痒。反之，清洗外阴过于频繁，或经常使用碱性强的肥皂，使外阴皮肤过于干燥，也会引起瘙痒。

◆过敏体质的女性

◆精神过度紧张的女性

◆月经前或妊娠期女性

取穴定位

关元、子宫、归来、横骨、八髎、带脉、三阴交。（子宫见图54，八髎见图55，三阴交见图21）

艾灸方法

隔姜灸，每处3～5壮，选米粒大小艾绒，每天1次，灸至皮肤潮红为度，连续7天。同时保持外部瘙痒处干爽洁净。

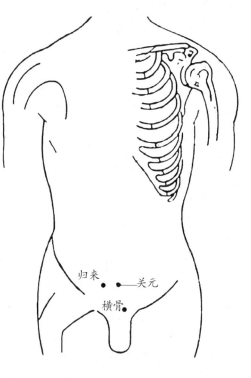

图61

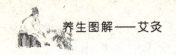

预防方法

◆不穿紧身裤，更须宽松、透气，并以棉制品为宜，保持外阴透气良好。内裤清洗需使用内裤清洗液，如金鱼妇女内裤清洗液。

◆月经期间加强个人卫生，行经期间勤换卫生巾，勤清洗。不要洗盆浴，以免引起感染。

◆不要乱用、滥用药物，外阴瘙痒时，忌抓搔及局部摩擦。

◆保持外阴清洁干燥，不用热水烫洗，不用肥皂擦洗。如没有感染时，不要频繁使用洗液冲洗阴道，只用温开水清洗就可以了。

◆注意饮食的合理调理，忌酒及辛辣食物，不吃海鲜等容易引起过敏的药物。

◆就医检查是否有霉菌或滴虫，如有应及时治疗，而不要自己随意使用阴道清洗液。

小贴士

外阴瘙痒情况复杂，如果是由全身性疾病所致，如糖尿病、慢性肾盂肾炎、慢性湿疹等，要积极治疗全身性疾病，局部症状才能好转。

儿科疾病的艾灸外治疗法

小儿厌食症

小儿厌食症,表现为小儿缺乏进食欲望,也称食欲缺乏、食欲不振。孩子不思饮食,伴有面色发黄、形体消瘦、精神劳倦等情况,严重的会导致孩子身高体重不达标,生长发育受到严重影响。

致病因素

◆小儿脾胃受损

◆慢性疾病影响

◆营养缺乏

◆心理因素

◆天气炎热等外部因素

易感人群

◆平时饮食不规律的小儿

◆免疫力较低,容易生病的小儿

取穴定位

大椎、身柱、中脘、神阙、脾俞、胃俞、足三里

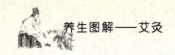

艾灸方法

用艾条温和灸，每穴各灸 10~15 分钟，灸至皮肤潮红，可以换到下一个穴位。如果孩子不适应，可以适当减少时间。每日 1 次，至食欲增进为止。

预防方法

◆孩子吃饭应以引导、劝说为主，不要强迫孩子吃饭。

◆吃饭时注意气氛，父母不要在吃饭时争执吵架，更不要在吃饭时训斥、体罚孩子。

◆在平时的生活和学习上不要给孩子太大压力。

◆吃饭定时定量，最好不要看电视。

◆均衡膳食，饮食多样化，纠正偏食、挑食的坏习惯。

◆控制孩子吃零食。

◆平时注意体检，排除疾病影响。

小贴士

治疗小儿厌食需要多方面配合，最主要的是家长要培养孩子良好的生活习惯。此外，小儿脏腑娇嫩，各系统功能发育不够完善，消化功能还很薄弱，治疗厌食有很多禁忌，一般不能过用滋补药，如人参、熟地、龟板等，这些药容易腻胃伤脾，反而加重孩子厌食。调理脾胃的同时还可以检查一下宝宝是否缺少锌等微量元素，根据医生建议适当补充。

小儿疳积

小儿疳积是小儿时期，尤其是 1~5 岁儿童的一种常见病证。一般是由于喂养不当，或由多种疾病的影响，使脾胃受损而导致全身虚弱、消瘦面黄、发枯等慢性病证。疳证与麻疹、惊风、天花并称为儿科四大证。

致病因素

◆ 小儿乳食喂养不当

◆ 儿童饮食不节

◆ 某些慢性疾病和感染虫症

易感人群

◆ 1～5岁儿童

◆ 有慢性胃肠道疾病的儿童

取穴定位

足三里、合谷

艾灸方法

灸法一：依次用艾条温和灸双侧足三里、双侧合谷穴，以小儿能耐受为度，每个穴位的艾灸时间最长不要超过15分钟，每日1次，10次为1个疗程。

灸法二：隔姜灸，取穴神阙、中脘、天枢，在穴位上放置新鲜姜片，然后放上艾炷点燃施灸，每穴每次施灸3～4壮，每日1次，10次为1个疗程，疗程间隔2～3天。

预防方法

◆ 要养成良好的饮食习惯，如定质、定量、定时等，纠正偏食和嗜食异常等不良习惯，并忌吃生冷、油腻、咸寒难以消化食物。

◆ 要合理喂养小儿，尽可能给予母乳喂养，及时添加辅食，注意营养补充，要给予高蛋白（如鱼、肉、鸡、蛋）及高热量正常饮食或

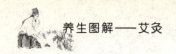

软食，要做到加工达到烂熟，以便容易消化，以分次多餐为宜。

◆宜食健脾助消化食物如：山楂及山楂制品、麦芽（烘干研粉加糖）、鸡内金、萝卜子等，并适当安排小儿户外活动及身体锻炼，以增进食欲，提高消化能力。

◆宜食益气养胃食品如：猪肉、牛肉、鸡、鸭、鹌鹑、猪肝、鸡蛋、蚕蛹、鱼子、山药、大枣等，皆宜炖汤，煮粥食用；为了补充维生素、微量元素，宜食新鲜蔬菜、水果，可做成菜泥果酱用；宜多食含锌食物如牡蛎、鱼、虾等。

◆注意饮食卫生，预防各种肠道传染病和寄生虫病。

小贴士

严重的小儿疳积会合并其它病症，甚至导致死亡，因此必要时应中西医结合治疗，特别是对原发病、消耗性疾病的治疗。

百日咳

百日咳是小儿常见的急性呼吸道传染病，百日咳杆菌是本病的致病菌。其表现为阵发性痉挛性咳嗽，咳嗽末伴有特殊的吸气吼声，病程较长，可达数周甚至3个月左右，故有百日咳之称。幼婴患本病时易有窒息、肺炎、脑病等并发症，病死率高。

致病因素

◆一般是被其他患者传染

易感人群

◆人群普遍易感，尤其是6个月以下婴幼儿发病较多。

取穴定位

鱼际、尺泽、身柱、内关、风门、大椎、曲池、丰隆、足三里、肺俞、脾俞、膻中、肺俞、膏肓、天突、身柱。（身柱见图 16，风门、大椎见图 12，丰隆、足三里见图 24，膻中见图 57，天突见图 13）

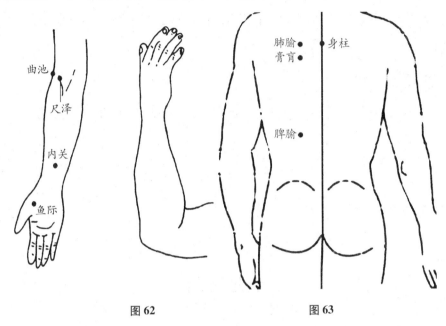

图 62　　　　　图 63

艾灸方法

灸法一：用艾条温和灸鱼际、尺泽、身柱、内关等穴，风寒型加风门、大椎、曲池；痰热型加丰隆、足三里；肺脾两虚型加肺俞、脾俞、膻中。每穴灸 10－20 分钟，每日 1 次，7 次为 1 个疗程。

灸法二：用艾条温和灸肺俞 15 分钟，膏肓 10 分钟，天突 5 分钟，身柱 5 分钟，每日 1 次，连续 5~7 日，症状有明显改善。

预防方法

◆隔离传染源，这是重要的预防环节。让孩子多在户外活动，在室内也尽量保持空气新鲜流通，对孩子有益无害。忌关门闭户，空气不畅。

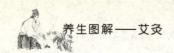

◆忌烟尘刺激。家中如有吸烟的人，在孩子病期最好不要吸烟，或到户外去吸烟。此外，生炉子、炒菜等，一定要设法到室外进行。

◆做好护理。为患儿创造良好的居住环境，室内应有充足的阳光，同时要保持空气流通，尽量减少烟尘等有害物质的刺激。

◆已经感染百日咳的孩子应卧床休息，保持良好心境，少让他哭闹。

小贴士

百日咳忌饮食过饱。过饱会加重胃肠功能的负担，心脏要输出过多的血液维持胃肠功能的需要，势必造成呼吸系统供血供氧不足，不利于孩子身体的康复。最好少吃多餐，易消化，富营养，以利吸收，增加抗病能力。

小儿腹泻

小儿腹泻是以大便次数增多，粪质稀薄或如水样便为特征的一种小儿常见病。西医称泄泻为腹泻，发于婴幼儿者称婴幼儿腹泻。

致病因素

◆幼儿的消化器官未完全发育成熟，分泌的消化酶较少，消化能力较弱，容易发生腹泻。

◆幼儿的饮食突然改变、突然断奶、饮食不当等。

◆天气变化，如身体受凉加快肠蠕动、天太热导致消化液分泌减少，或秋天温差大导致小儿肚子受凉等。

◆食物或餐具污染

◆感冒、肺炎、中耳炎等疾病引起腹泻。

易感人群

◆2岁以下婴幼儿

◆偏食、厌食的婴幼儿

取穴定位

足三里、中脘、神阙、天枢、脾俞

艾灸方法

灸法一：将艾条的一端点燃，对准施部位，约1.5~3厘米左右进行熏烤，使患儿局部有温热感而无灼热为宜，一般每穴灸5~10分钟，至皮肤红晕为度。

灸法二：取点燃的艾条在施灸部位像雀啄一样忽远忽近移动，此灸法温热感较强，应避免烧伤皮肤，因小儿皮肤稚嫩，为防止烫伤，医者可用中、食指分开按在施灸部位两侧，根据自己的手感测定患儿受热程度，以便随时调节施灸距离，一般灸至皮肤潮红为宜，每日灸1次，10次为1个疗程。

预防方法

◆注意孩子的腹部保暖。腹部受凉则肠蠕动更快，可加重病情。

◆要注意保护好孩子的臀部和肛门。由于排便次数增多，肛门周围的皮肤及粘膜必定有不同程度的损伤。部分腹泻严重的孩子或如营养不良孩子发生腹泻时，易发生脱肛现象，应及时就医。

◆加强口腔护理，尤其是使用抗菌素较长时间的儿童，要多喂开水以清洁口腔。

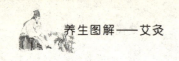

小儿惊风

小儿惊风是小儿时期常见的一种急重病证，以小孩突然四肢抽动、摇头瞪眼、唤之不醒、口吐白沫、大小便失禁，西医称惊厥，中医称之为抽风。任何季节均可发生，小孩惊风常因小孩的神经系统调控抑制和兴奋的能力比大人弱得多，因此一遇有感染、高热等病症时即会抽风，常发生在6个月至3岁之间。

致病因素

◆高热惊厥。上呼吸道感染、急性扁桃体炎、肺炎及传染病早期等急性感染性疾病高热时，中枢兴奋性增高，神经功能紊乱而致的惊厥，发生率很高。

◆颅内感染，可由细菌、病毒、霉菌等侵入中枢神经系统，引起脑膜和脑实质的损害及脑水肿。患儿常有发热、头痛、呕吐、嗜睡、惊厥及昏迷症状。

◆中毒性脑病。败血症、中毒性菌痢、重症肺炎、伤寒、白喉、百日咳等疾病发病加剧时，出现急性脑损害。

◆婴儿痉挛症，为小儿癫痫全身性发作的一种特殊类型，病因可能是产伤、脑缺氧、苯丙酮尿症、各种颅内炎症以及先天性代谢或发育异常等引起。

◆低血糖症，由于血中葡萄糖含量降低所致。

◆低镁血症，当血镁降低时神经肌肉兴奋性及应激性增强，情绪激动时可引发惊厥等一系列症状。

◆小儿中毒，多因为小儿无知，家长、保育人员看管疏忽而误服药物、毒物及误食毒果等所致。

易感人群

◆1～5岁的小儿为多见，年龄越小，发病率越高。

取穴定位

神阙、关元、气海、足三里、天枢

艾灸方法

灸法一：取穴神阙、关元、气海、足三里，用艾炷隔姜灸，每次取1或2穴，将姜片放于穴位上，上置艾炷，各灸20～30壮，每日灸1次。

灸法二：取穴天枢、足三里、神阙，用艾条温和灸，每穴灸10～20分钟，每日灸1次，5次为1个疗程，灸至皮肤潮红为度。

预防方法

◆平时加强体育锻炼，提高抗病能力。

◆避免时邪感染。注意饮食卫生，不吃腐败及变质食物。

◆按时预防接种，避免跌仆惊骇。

◆有高热惊厥史患儿，在外感发热初起时，要及时降温，服用止痉药物。

◆保持安静，避免刺激。

小贴士

小儿惊风的急救措施很重要。无论什么原因引起，未到医院前，都应尽快地控制惊厥，因为惊厥会引起脑组织损伤。可使病儿在平板床上侧卧，以免气道阻塞，防止任何刺激。可同事用手巾包住筷子垫在上下牙齿间以防咬伤舌。发热时用冰块或冷水毛巾敷头和前额。同

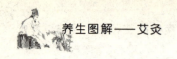

时，应立即送医院查明病因。

小儿夜啼

婴儿白天能安静入睡，入夜则啼哭不安，时哭时止，或每夜定时啼哭，甚则通宵达旦，称为夜啼。多见于新生儿及6个月内的小婴儿。

致病因素

◆缺钙：缺钙的孩子夜间往往哭闹，此外还会有多汗、枕秃、方颅、囟门闭合晚、肋骨串珠等表现。

◆惊吓：孩子受到惊吓后，晚上常会从睡梦中惊醒并啼哭，孩子哭的时候常常伴有恐惧表现。

◆患病：许多疾病，譬如感冒及各种急性传染性疾病的患病期间，孩子都会在睡后哭闹。一些慢性疾病，如贫血、结核、鼻子不通气、患了蛲虫病等，也常常使孩子夜间啼哭。

◆憋尿：主要是年龄较小的孩子。如果父母不明白孩子哭的含意，孩子就可能尿床。

◆昼夜颠倒：有些孩子白天睡得多，夜里便精神十足，纠正的方法是白天减少孩子的睡眠时间，使孩子的生活有规律。

易感人群

◆新生儿及6个月内的小婴儿。

◆进入新环境的幼儿

◆有慢性疾病的幼儿

取穴定位

中冲、劳宫、神阙、神门（神阙见图3）

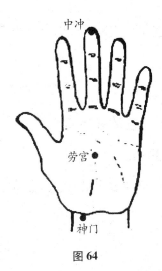

图64

艾灸方法

灸法一：取穴中冲、劳宫、神阙、神门，用艾条雀啄灸，每穴灸5~10分钟，以穴下皮肤潮红为度，每日灸1次，中病即止。于每日临睡前施灸。

灸法二：隔盐灸，取食盐适量纳入脐窝，上置艾炷，每日灸3壮，于每日临睡前施灸，每日灸1次，中病即止。

预防方法

◆及时排查幼儿的健康状况，有疾病及时治疗。

◆多出外散步、晒太阳，可增加维生素D的来源，会有促进神经安定的作用。

◆养成良好作息习惯。

小儿呕吐

小儿呕吐是指小儿胃或部分小肠内容物被强制性地经口排出常伴

有恶心并有强力的腹肌收缩。由于小儿胃肠功能尚未健全,呕吐是常见症状。

致病因素

◆生理性溢奶,婴儿的食欲和体重均正常,一般会自然停止。

◆喂养技术不当引起呕吐。

◆在婴儿不能咀嚼给固体食物强迫婴儿尤其是早产婴进食、哭闹前后进食等均可引起呕吐。

◆食管炎症和狭窄。

◆食管异物或外伤。

◆消化道疾病,如胃扭转、幽门痉挛、十二指肠闭锁、肠梗阻等。

易感人群

◆早产儿。

◆较早添加辅食的婴儿。

取穴定位

身柱、上脘、内关、足三里

艾灸方法

温和灸,每穴灸15分钟左右,每日1次,7天为1疗程。

预防方法

◆新生儿婴儿哺乳不宜过急,哺乳后抱正小儿身体,轻拍背部至打嗝。

◆注意饮食宜定时定量,避免暴饮暴食,不要过食煎炸肥腻食品及冷饮。

◆呕吐较轻者可进易消化的流食或半流食少量多次给予。呕吐重者暂予禁食。

◆令患儿侧卧以防呕吐物吸入。

◆积极查明呕吐原因针对病因治疗。

小贴士

如果小儿晕车导致恶心、呕吐，可以按揉内关穴片刻，可以有效缓解症状。

小儿遗尿

小儿遗尿是指三岁以上的小儿睡眠中不自主地排尿，俗称尿床。尿床在医学上称为"夜遗症"、"夜遗尿"。如每周二次以上并持续6个月，医学上就称为"遗尿症"。

致病因素

◆疾病因素，尤其是小儿易患蛲虫症、尿路感染、膀胱容积过小等疾病。

◆精神紧张，有时会出现小儿越害怕尿床，越容易尿床的现象。

◆婴儿没有受到排尿训练，长期使用尿布，父母夜间不唤醒孩子去厕所排尿，使小儿容易发生夜间尿床。

◆膀胱的夜间控制能力发育迟缓，这种情况随着年龄的增长，症状大多会有所改善。

◆突然换新环境、天气突然转凉等。

易感人群

◆胆小，精神易紧张的婴幼儿

◆饮食不规律，晚上喜欢吃大量水果、喝水较多的幼儿。

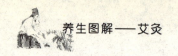

取穴定位

关元、中极、肾俞、足三里、肺俞、三阴交

艾灸方法

肾气不足,下元虚寒型:患儿面色苍白,喜暖怕冷,四肢偏凉,舌质淡,苔薄白。治法:宜温补肾气,固涩下元。用艾条灸关元、中极、肾俞,采用温和灸法,每个穴位灸5分钟,每日1次,7次为1疗程。

脾肺气虚型:患儿疲倦乏力汗多,不爱说话,形体消瘦,面色偏黄,不爱吃饭,大便量多质稀,舌苔薄白。治法:宜补益脾肺,固涩下元。用艾条灸关元、足三里、肺俞、三阴交,采用温和灸法,每个穴位灸5分钟,每日1次,7次为1疗程。

预防方法

◆为避免孩子夜间熟睡后不易醒,白天应注意不要过度疲劳,中午最好安排一个小时的睡眠时间。

◆晚饭菜中少放盐,少喝水,少喝汤。

◆睡觉前制止孩子过度兴奋,要孩子养成睡觉之前排空小便再上床的习惯。

◆父母要培养孩子自觉起床小便的习惯。入睡前提醒孩子夜间起床小便,父母还可以在孩子经常遗尿的钟点到来之前叫醒他,让他在清醒状态下小便。

小儿佝偻病

小儿佝偻病是婴儿时期常见的一种慢性营养缺乏症,民间俗称为

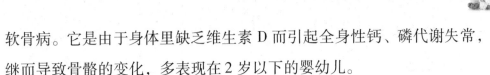

软骨病。它是由于身体里缺乏维生素D而引起全身性钙、磷代谢失常,继而导致骨骼的变化,多表现在2岁以下的婴幼儿。

致病因素

◆缺乏维生素D,小儿的佝偻病大多数是由于维生素D缺乏导致钙代谢异常所致。

◆饮食缺钙。

◆肝脏疾患,使维生素D吸收障碍。

易感人群

◆2岁以下的幼儿

◆生活在阴暗的环境中的幼儿,或不喜欢晒太阳的幼儿

取穴定位

足三里、大椎、关元

艾灸方法

温和灸足三里、大椎、关元穴,每天一次,每次10~15分钟,灸至皮肤潮红为度,连续10天为一疗程。

预防方法

◆孕母要多食含钙丰富的食物,多晒太阳。

◆小儿出生后多到户外活动,多晒太阳,只要是暖和的天气,都可把小儿抱到户外。冬天中午前后阳光充足,户外活动时应让幼儿露出手、脸;夏天则应在荫凉处,避免暴晒。注意不要让孩子隔着玻璃晒太阳,因为玻璃阻挡了阳光中的紫外线。

◆提倡母乳喂养,因母乳中钙、磷比例适宜,但乳类中维生素D含量极少,要及时增服浓缩鱼肝油。人工喂养时,更要注意及早增服鱼肝油。服用时要遵医嘱,不能认为鱼肝油是补品,多多益善。过多服用可

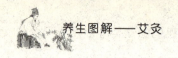

致维生素D中毒。

小贴士

佝偻病幼儿在艾灸的同时,应在医生指导下适当补充维生素D和钙剂,但千万不要滥补钙剂,尤其不能随意大剂量或长期服用。钙摄入过量易使小儿免疫力下降、感染多种疾病,尤其与维生素D同时服用则有导致高钙血症的危险。

小儿疝气

小儿疝气即小儿腹股沟疝气,俗称"脱肠",是小儿普通外科手术中最常见的疾病,疝气一般发生率为1~4%,男孩是女孩的10倍,早产儿则更高,且可能发生于两侧。

致病因素

◆脐部发育缺陷脐环未闭合,多在男性上发生。

◆脐带脱落后脐带根部组织与脐环粘连愈合不良,网膜或肠管即经脐部薄弱处突出形成脐疝。

◆先天性代谢异常。

◆先天性甲状腺功能不足,出现粪便排出延迟,之后出现腹胀、便秘、脐疝。

◆患有肌肉张力不足的疾病,如肌肉萎缩症、脑性麻痹等。

◆患有染色体疾病,如唐氏综合症造成腹肌张力低下而膨胀。

◆其他会造成腹内压力增加的疾病或状况,如腹腔肿瘤、肝脾肿大、肠道后段阻塞造成的肿胀。

易感人群

◆早产儿

◆婴儿期男孩

取穴定位：

神阙、阿是穴

艾灸方法

每次每穴艾灸 10～15 分钟，灸至皮肤潮红为度，每日 1 次，10 次为 1 个疗程。

预防方法

◆由于疝气可在婴儿期发生，故应在该时期经常注意观察孩子的腹股沟部或阴囊处，是否肿，或是否存在时隐时现的块物，遇有疑问及时请教医生。

◆虽然患疝气的较多为男孩，但女孩也会发生疝气。对女孩的疝气更要提高警惕，因为常有卵巢、输卵管进入疝囊。

◆婴儿期不要将孩子的腹部裹得太紧，以免加重腹内压力。不要让孩子过早的站立，以免肠管下坠形成腹股沟疝。

◆吃些易消化和含纤维素多的食品，以保持大便通畅。孩子大便干燥时，应采取通便措施，不要让孩子用力解大便。

◆不要让孩子大声咳嗽，患咳嗽的小儿要在医生指导下适当吃些止咳药。避免孩子大声啼哭，防止腹压升高。

小贴士

如果孩子不配合，不要强行艾灸。如果疝气严重，要及早手术治疗。

小儿脱肛

脱肛是直肠粘膜、肛管、直肠全层和部分乙状结肠向下移位并脱出肛门外的一种疾病。

致病因素

◆婴幼儿在 2 岁前后开始坐便盆排便，如果便秘需使劲屏气，或延长坐盆时间，或频繁腹泻，或有咳嗽，包茎、尿道膀胱结石等增加腹压的情况，均容易引起脱肛。

◆盆腔组织结构发育不完善，支持直肠的周围组织相通薄弱、固定不牢。

◆腹腔内的压力长期处于增高状态，如小儿习惯用力排便、剧烈咳嗽、呕吐、频繁腹泻等，都可以促使直肠脱垂。

易感人群

4 岁以内的婴幼儿，但 1 岁以内的婴儿很少见到患此病。

取穴定位：

长强

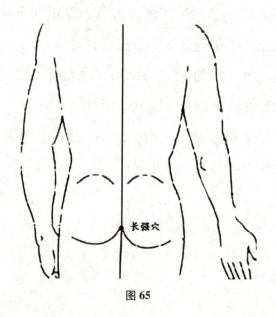

图 65

艾灸方法：

艾灸每次 5~10 分钟，灸至皮肤潮红为度，每天 1 次，7 次 1 疗程。

预防方法

◆加强肛门护理和清洁。每次大便后用温水先清洗肛门，并及时将脱出的直肠揉托还纳。

◆大便时间不能太长，更不要久坐痰盂。

◆加强营养和饮食卫生，防止腹泻或便秘。

◆鼓励患儿作提肛锻炼。

小贴士

很多小儿脱肛有自愈倾向，所以在治疗方面应采取保守疗法。当直肠脱出后，家长应及时使其复位，以免脱垂部位充血、水肿给复位带来困难。让患儿趴在家长的膝上，家长的手指涂上石蜡或麻油，然后缓慢地将脱出的套肠纳入肛门内，然后清洁肛周皮肤，用吊带将纱布垫固定于肛门两侧。

男科疾病的艾灸外治疗法

阳　痿

阳痿又称勃起功能障碍（简称 ED），是指在有性欲要求时，阴茎不能勃起或勃起不坚，或者虽然有勃起且有一定程度的硬度，但不能保持性交的足够时间，因而妨碍性交或不能完成性交。阳痿分先天性和病理性两种，前者不多见，不易治愈；后者多见，而且治愈率高。

致病因素

◆包括任何可能导致阴茎海绵体动脉血流减少的疾病，如：动脉粥样硬化，动脉损伤，动脉狭窄等，都可导致阳痿。

◆中枢、外周神经疾病或损伤均可以导致阳痿。

◆内分泌疾患、慢性病和长期服用某些药物也可以引起阳痿。

◆阴茎本身疾病，如阴茎硬结症、阴茎弯曲畸形、严重包茎和包皮龟头炎。

◆泌尿生殖器发育畸形。

◆紧张、压力、抑郁、焦虑和夫妻感情不和等精神心理因素也可造成阳痿。

易感人群

◆ 经常喝酒的男性,酒能让前列腺充血,经常喝酒容易患上前列腺炎,前列腺炎本身也容易造成阳痿。

◆ 经常上夜班、有熬夜不睡觉习惯的男性。夜间是人体阳气从渐弱到渐强的关键时期,长期熬夜则会让阴阳失衡、阳气受损。

◆ 常常抽烟的男性,香烟中的尼古丁能破坏精子质量,并造成阳痿。

◆ 情绪抑郁,容易心情不好的男性。

取穴定位

关元、中极

艾灸方法:

在穴位上用麦粒大小的艾炷直接灸,使艾炷自然燃烧尽再换下一壮,一次3壮,灸后涂龙胆紫药水纱布固定,以防感染。皮肤结痂脱落后可再继续艾灸。艾灸完毕后小腹会感觉持续数天的温暖。若承受不了灸痛的话,就用手执艾条在这两个穴位施灸,时间稍长一些。

预防方法

◆ 消除心理因素。要对性知识有充分的了解,充分认识精神因素对性功能的影响。要正确对待"性欲",不能因为一两次性交失败而沮丧担忧,缺乏信心。

◆ 节房事。长期房事过度,沉浸于色情,自慰用力过度导致精神疲乏,是导致阳痿的原因之一。实践证明,夫妻分床,停止性生活一段时间,避免各种类型的性刺激,让中枢神经和性器官得到充分休息,是防治阳痿的有效措施。

◆ 提高身体素质,积极从事体育锻炼,增强体质,并且注意休息,

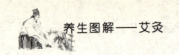

防止过劳，调整中枢神经系统的功能失衡。

遗 精

遗精是一种生理现象，是指不因性交而精液自行泄出，有生理性与病理性的不同。通常是指已婚男子不因性生活而排泄精液，每周一次以上；或未婚成年男子频繁发生精液遗泄，每周多于两次，并伴有其他不适者。常见伴随症状有：头昏、耳鸣、健忘、心悸、失眠、腰酸、精神萎靡等。

致病因素

◆心理因素：由于对性知识的缺乏，对性问题思想过度集中，对性刺激易于接受，使大脑皮层持续存在性兴奋，从而诱发遗精。

◆性刺激环境影响：黄色书刊或电影等中的性刺激镜头刺激大脑，诱发遗精。

◆过度疲劳：过度体力或脑力劳动，使身体疲惫，睡眠深沉，大脑皮质下中枢活动加强而致遗精。

◆炎症刺激：外生殖器及附属性腺炎症，如包皮龟头炎、前列腺炎、精囊炎、附睾炎等的刺激而发生遗精。

◆物理因素：仰卧入睡，被褥温暖沉重，刺激、压迫外生殖器，或穿紧身衣裤，束缚挤压勃起的阴茎，而诱发遗精。

◆精满则溢：男子睾丸不断产生精子，精囊腺和前列腺也不断地产生分泌物。体内贮存到一定量时，精液自动地从尿道排出来。

易感人群

◆长期没有性生活的成年男子。

◆经常沉迷于色情书刊或电影的男子。

◆生活中穿衣、睡眠姿势不科学者。

取穴定位

关元

艾灸方法

用艾条或配合灸盒做温和灸,每穴15~20分钟,灸至皮肤潮红为度,隔日一次,10日一个疗程。

预防方法

◆勿把生理现象视为疾病,增加精神负担。成人未婚或婚后久别1~2周出现一次遗精,遗精后并无不适,这是正常的生理现象。

◆不要过分紧张,遗精后不要受凉,更不要用冷水洗涤,以防寒邪乘虚而入。

◆适当参加体育活动和健康的娱乐活动,增强体质、陶冶情操,不要沉溺于色情读物。

◆少进烟、酒、茶、咖啡、葱蒜辛辣等刺激性物品。睡时宜屈膝侧卧位,被褥不宜过厚,内裤不宜过紧。

早　泄

早泄,是指射精发生在阴茎进入阴道之前,或进入阴道中时间较短,在女性尚未达到性高潮,提早射精而出现的性交不和谐障碍。早

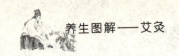

泄的诊断标准在于女方是否满足。早泄的类型分为器质性（主要有前列腺炎等疾病引起）和非器质性（心理性，习惯性，及因包皮过长等正常原因引发的射精过快现象），导致早泄的原因主要可以分为心理和生理两大部分，从治疗角度来说，只有从心理和生理两面同时来治疗早泄，才能实现。

致病因素

◆精神环境因素。包括伴侣、环境、手淫、精神、行为等有关因素引起的焦虑、紧张、恐惧、自卑、胆怯等，这些因素影响高级性神经兴奋和抑制，引起射精阈值降低，造成早泄。

◆神经系统方面。脑部疾病，例如脑损伤、脑肿瘤、癫痫等；脊髓疾病，例如多发性硬化、脊髓肿瘤；周围神经疾病，例如周围神经炎。

◆泌尿生殖系统疾病。阴茎头炎或包皮炎、前列腺炎、精囊炎、尿道炎、精阜炎等。此外，膀胱炎、精索炎、附睾炎以及包皮过长、包茎、包皮系带过短或痛性勃起，都可引起早泄。

◆内分泌紊乱。某些疾病引起睾酮含量过高，引起射精阈值降低，造成早泄。

◆阴茎过于敏感。阴茎感觉阈值降低和神经兴奋性增高引起早泄。

◆糖尿病、心血管疾病等全身性疾病

◆其它：如过度疲劳、精力不足等。

易感人群

◆生活工作压力大的男性，

主要是中年人，往往在一段时间内出现过精神过度疲劳、生活、工作压力较大等问题，甚至伴随着内分泌紊乱的症状。

◆ 长期过度手淫的男性

◆ 包皮过长、包茎的男性。

取穴定位

关元、中极、八髎、气海、足三里、涌泉

艾灸方法

温和灸关元、中极、八髎，并配合气海、足三里、涌泉中的1～2穴。每天一次，10天为一个疗程，长期坚持。

预防方法

◆ 夫妻双方正确地学习性知识，消除误会。偶然出现早泄，女方应安慰、关怀男方。

◆ 避免色情放纵，情思过度，做到房事有节，起居有常。

◆ 积极治疗可能引起早泄的各种器质性疾病，从根本上避免早泄的发生。

◆ 保持心情舒畅，努力营造好温馨、良好的家庭氛围，不要有紧张、焦虑心理。

睾丸炎

男性朋友切莫忽视自身莫名其妙的睾丸疼痛，因为这很有可能是睾丸炎。睾丸炎是男科常见疾病，睾丸疼痛难忍，给生活带来极大的不便。但睾丸疼痛并非一定是睾丸炎，多种疾病都可以引起阴囊、睾丸的疼痛，需要仔细判断后，积极治疗。

致病因素

◆细菌或病毒感染

◆睾丸外伤引发睾丸发炎

◆某些肿瘤也可以引起睾丸炎

易感人群

◆小于 10 岁的男孩

◆20～40 岁男性

◆工作或生活环境较湿热、久坐不动，阴部长期不能保持干爽男性人。

取穴定位

阳池、角孙

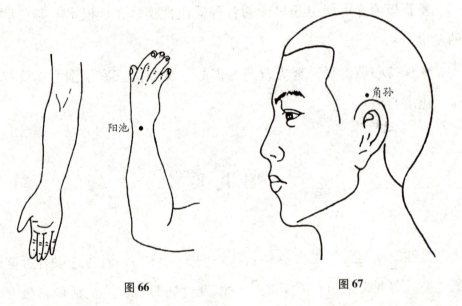

图 66　　　　　　　　　　图 67

艾灸方法

温和灸阳池穴，每次 15 分钟，每日 1 次，10 天为一疗程，适用于急性睾丸炎初期。如果有流行性腮腺炎，加灸角孙穴。

预防方法

◆注重睾丸保养,可在洗澡时或睡前双手轻轻按摩睾丸。如在按摩时发现有异疼痛感,及时到医院检查。

◆多吃新鲜蔬菜与瓜果,少吃猪蹄、鱼汤、羊肉等发物。

◆不要吃辛辣刺激食物,不要吸烟喝酒,不要久站久坐,不要过度性生活,不要频繁自慰等。

皮肤科疾病的艾灸治疗

带状疱疹

带状疱疹是由水痘带状疱疹病毒引起的急性炎症性皮肤病，中医称为"缠腰火龙"、"缠腰火丹"。民间俗称"蛇丹"、"蜘蛛疮"。

致病因素

◆人体细胞免疫功能低下，如患感冒、发热、系统性红斑狼疮以及恶性肿瘤时，体内的水痘带状疱疹病毒被激发，致使神经节发炎、坏死，病毒移动到皮肤发生疱疹。

◆外在伤害引起带状疱疹。

易感人群

◆全身抵抗力下降的人，如老年人、久病体虚者及过度劳累者。

◆慢性传染病，如上呼吸道感染的患者。

◆恶性肿瘤，如白血病、淋巴瘤、癌症患者。

◆免疫力低下，如糖尿病、结核病、系统性红斑狼疮等疾病患者及做过器官移植的人。

◆外伤、烧伤、放射治疗、中毒患者及某些受过精神创伤的人。

◆长期服用类固醇皮质激素或使用某些药物，如砷剂、锑剂、免疫抑制剂者。

◆艾滋病患者。

取穴定位

阿是穴

艾灸方法

于阿是穴之二处（一处为先发之疱疹，一处为疱疹密集处）各置一麦粒大小艾炷，点燃后，觉灸痛即吹去未燃尽之艾炷。再以同样的方法，延伸至远端疱疹密集处各灸一壮。1次即可，如不愈，隔5天再灸1次。

预防方法

◆预防感染。感染是诱发本病的原因之一。老年患者应预防各种疾病的感染，尤其是在看秋季节，寒暖交替，要适时增减衣服，避免受寒引起上呼吸眉感染。此外，口腔、鼻腔的炎症应积极给予治疗。

◆增强体质，提高抗病能力。老年人应坚持适当的户外活动或参加体育运动，以增强体质，提高机体历御疾病的能力。

◆增进营养。慎食辛辣温热食物、肥甘油腻之品、慎食酸涩收敛之品。

◆避免接触毒性物质。尽呈避免接触化学品及毒性药物，以防伤害皮肤，影响身休健康，降低机休抵抗力。

◆防止外伤。外伤易降低机体的抗病能力，容易导致本病的发生。因此老年患者应注意避免发生外伤。

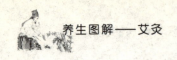

湿 疹

湿疹是一种常见的由多种内外因素引起的表皮及真皮浅层的炎症性皮肤病,一般认为与变态反应有一定关系。其临床表现具有对称性、渗出性、瘙痒性皮肤病、多形性和复发性等特点。

致病因素

◆遗传和环境因素。日光、紫外线、寒冷、潮湿、干燥、摩擦等气候、物理因素均可引起湿疹。

◆微生物感染因素。

◆饮食因素。

◆药物因素,这是某些湿疹,尤其是湿疹型药疹的最主要的原因。

◆苦闷、疲劳、抑郁、忧虑、紧张、情绪激动、失眠等神经精神因素。

易感人群

◆儿童。

◆体力充沛的年轻人。

◆老年人。

◆身体比较肥胖的人。

取穴定位

大椎,膈俞,曲池,血海,肺俞,合谷,风池、阴陵泉

艾灸方法

温和灸曲池和血海穴,以及湿疹特别严重、特别痒的地方,并选

择大椎、膈俞、肺俞、合谷中的1~2个穴位配合。如果剧烈刺痒，再加灸风池、阴陵泉。每穴灸15~20分钟，每日1次，7天为一个疗程。

预防方法

◆避免皮肤局部刺激，如热水烫洗，过度搔抓等。

◆忌吃辛辣刺激性食物，忌烟酒。尽量少吃或者不吃海鲜牛羊肉等发物。

◆不可滥用止痒和刺激性的外用药物，如碘酒、药酒等。

◆尽量少接触化学成份用品，洗衣粉长期接触的话也会导致症状加剧的。

小贴士

湿疹要长期治疗才有明显的效果，艾灸后三小时以内，不适宜做剧烈活动，不可洗澡吹风，不要吃生冷瓜果牛奶酸奶，最好做适当的休息，多喝一点白开水，促进气血调和，有助于治疗湿疹。

白癜风

白癜风，是一种常见多发的色素性皮肤病。该病以局部或泛发性色素脱失形成白斑为特征，是一种获得性局限性或泛发性皮肤色素脱失症，是一影响美容的常见皮肤病，易诊断，治疗难。白癜风病虽不痛不痒，但侵蚀着患者健康的肌肤和心灵，严重损坏人的容貌，挫伤人的精神，影响正常生活、婚姻、工作和社交，是世界性难治病之一。

致病因素

◆内分泌与免疫功能失调，某些致病因子（化学及重金属毒物）

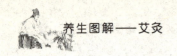

导致机体免疫功能紊乱、内分泌功能失衡。

◆微量元素缺乏。

◆遗传因素，少数白癜风患者与遗传有关。

◆外伤因素，烧伤、烫伤、刀刺伤、蚊虫叮咬、感染后皮肤形成白斑。外伤为诱发因素，是在肌体气血不和的基础上而发病。

◆化学药品如杀虫剂、杀菌剂及催熟剂等诱发。有的不符合卫生标准的食品会含有许多化学添加剂，如染色剂、防腐剂、甜味剂等，长期食用也会诱发白癜风。

易感人群

◆长期生活在拥挤、不洁环境的人。

◆自体免疫力差的人群。身体素质较差，容易被所多种细菌感染，所以患上白癜风的几率要高于健康人。

◆接触过敏源。如毒性长青藤、化妆品、橡树、清洗剂、漆树、花粉和食物等，这些过敏源常常容易造成皮肤病变。

◆长时间在寒冷或酷热的天气下从事户外活动者，常会造成皮肤症状。

◆有一些特定地区容易引发皮肤病，如皮肤爬行疹多流行于热带。

取穴定位

合谷、曲池、足三里、血海、三阴交、风池

艾灸方法

首先点灸白斑处，然后温和灸以上穴位，每穴15～20分钟，灸至皮肤潮红为度，15天为一个疗程，疗程结束后休息7天再行下一疗程。

预防方法

◆增强体质、精神放松，生活要有规律，避免经常处于紧张和焦虑的精神状态之中。

◆避免长期处于潮湿、风寒、曝晒、磨擦等环境。

◆防止冻疮、烫伤等外伤引起感染。

◆适当增加日晒，但切忌过度，以防晒伤。

◆避免皮肤外伤，以免发生同形反应，不用刺激性强的化妆品和外用药。

◆加强体育锻炼，增强自身体质和免疫力。

小贴士

白癜风患者不宜多吃含樱桃等维生素C多的食物。因维生素C能使血清铜与血清铜氧化酶水平降低，影响酪氨酸酶的活性，干扰皮肤黑色素的合成。

神经性皮炎

神经性皮炎好发于颈部、四肢、腰骶，皮肤粗糙肥厚，剧烈瘙痒，为常见多发性皮肤病，多见于青年和成年人，儿童一般不发病。夏季多发或季节性不明显。

致病因素

◆精神因素：目前认为是发生本病的主要诱因，情绪波动、精神过度紧张、焦虑不安、生活环境突然变化等均可使病情加重和反复。

◆胃肠道功能障碍、内分泌系统功能异常、体内慢性病灶感染而致敏，也可能成为

致病因素。

◆局部刺激：如衣领过硬而引起的摩擦、化学物质刺激、昆虫叮

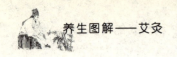

咬、阳光照射、搔抓等，均可诱发本病的发生。

◆血虚：面色淡黄或萎黄，眼睑、口唇、爪甲颜色淡白，头晕，脉细无力。

易感人群

◆青年和成年人

◆温暖炎热地区生活的人

取穴定位

曲池、血海、阿是穴、阴陵泉、三阴交、膈俞、足三里

艾灸方法

温和灸曲池、血海、患部（阿是穴），如果患者奇痒无比，可加灸阴陵泉、三阴交；如果患者面色、口唇、爪甲淡白，可加灸膈俞、足三里。以上每穴灸15－20分钟，每日1次，7次1疗程。注意火候，不要灼烫伤局部皮肤。

预防方法

◆避免感情冲动。忌用手搔抓或热水烫洗。

◆不宜穿过硬的内衣，以免刺激皮肤。

◆不抽烟，忌食酒、辣椒等刺激性食物。多吃清淡食物和水果。

小贴士

神经衰弱既是神经性皮炎最主要的生成因素，又是其反复发作的促发因素。因此，凡是伴有神经衰弱的患者均要重视对神经衰弱的调治，包括精神心理调节、生活方式调节以及必要的药物治疗。

银屑病

银屑病俗称牛皮癣，是一种常见的慢性皮肤病，其特征是在红斑上反复出现多层银白色干燥鳞屑。中医古称之为"白疕"，古医籍亦有称之为松皮癣。其特征是出现大小不等的丘疹，红斑，表面覆盖着银白色鳞屑，边界清楚，春冬季节容易复发或加重，而夏秋季多缓解。

致病因素

◆受潮着凉，大冷大热刺激皮肤。

◆局部感染，尤其是感冒后，并发扁桃体炎、气管炎。

◆精神因素，工作压力大、精神过度紧张等导致免疫功能低下，缺乏抵抗力。

◆皮肤过敏，由于饮食或服用药物，或接触某种物质而过敏常可诱发银屑病的发生。

易感人群

◆体质虚弱者，尤其是缺乏锻炼，一坐就是一整天的人。

◆较易感冒和咽喉肿痛者

◆长期抽烟、酗酒、生活不规律的人

◆忧郁、消极等不良情绪者

◆心火旺者，表现为平时容易上火，常得咽喉炎、扁桃体炎、便秘，容易发脾气等。

取穴定位

足三里、血海、曲池、神阙、关元、阿是穴

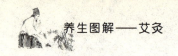

艾灸方法

温和灸病灶部位（阿是穴）30 分钟，每天 2 次。温和灸足三里、血海、曲池、神阙、关元，每天 1 次，每次 20～25 分钟，灸至皮肤潮红为度，10 次为 1 个疗程。

预防方法

◆用温水洗澡，禁用强碱性肥皂、洗发水洗浴。

◆住室保持通风干燥

◆穿干净柔软的衣服，定时更换内衣及床单

◆避免外伤，防止搔抓及强力刺激，以免产生新的皮损

◆避风寒，防止上呼吸道感染，饮食以清淡为主，少饮酒，勿食易引起过敏反应的食物，如羊肉、海鲜等。

◆不要搓擦皮损部位，以防发生糜烂和防止继发感染。

小贴士

银屑病极易复发，很难根治，因此要注意平时的预防。很多银屑病患者都会选择在疾病复发的时候才想着去治疗，其实，夏季才是治疗牛皮癣的最佳时机。同时，银屑病患者要积极治疗，保持乐观的情绪，平和、安静的心态，这才是防治银屑病的最好办法。

附录一：常见穴位图

头部正面

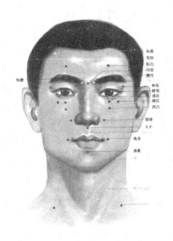 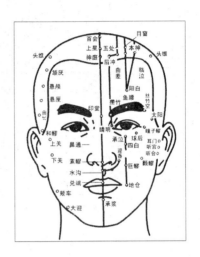

头部背面

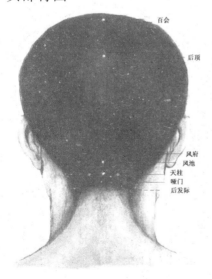 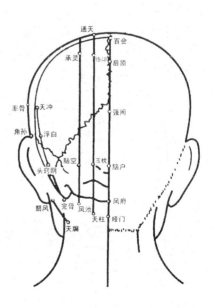

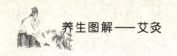

头部侧面

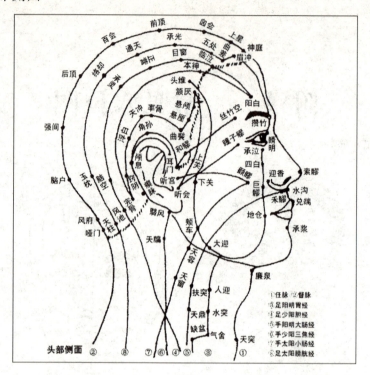

躯干穴位

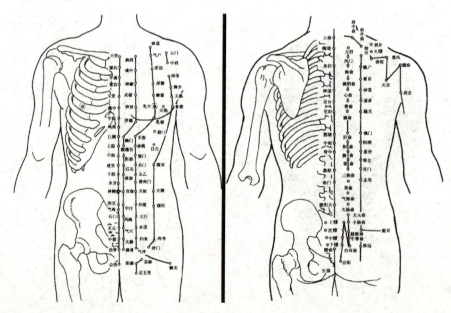

附录一：常见穴位图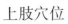

上肢穴位

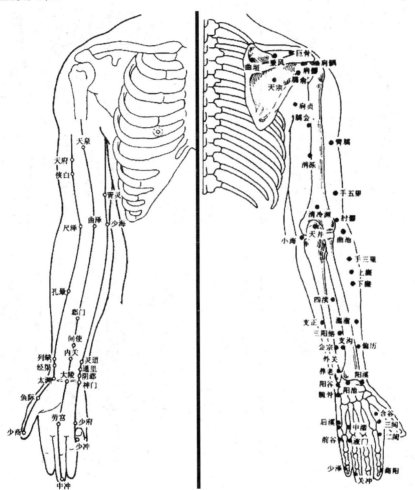

下肢穴位

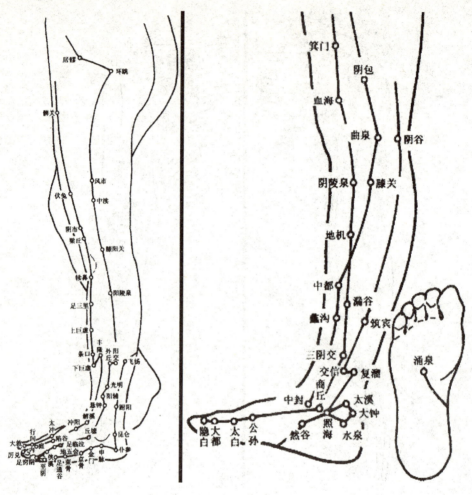

附录二：艾灸常用穴位速查表

穴位名称	位置	相关疾病
尺泽	在肘横纹中,肱二头肌腱桡侧凹陷处。	咳嗽,气喘,咳血,潮热,胸部胀满,咽喉肿痛,小儿惊风,吐泻,肘臂挛痛。
孔最	在前臂掌面桡侧,当尺泽与太渊连线上,腕横纹上7寸处。	咳嗽,气喘,咳血,咽喉肿痛,肘臂挛病,痔疾。
鱼际	在手拇指本节(第1掌指关节)后凹陷处,约当第1掌骨中点桡侧,赤白肉际处。	咳嗽,咳血,咽喉肿痛,失音,发热。
少商	在手拇指末节桡侧,距指甲角0.1寸。	咽喉肿痛,咳嗽,鼻衄,发热,昏迷,癫狂。
三间	微握拳,在手食指本节(第2掌指关节)后,桡侧凹陷处。	咽喉肿痛,牙痛,腹胀,眼痛,肠泻,洞泄。
合谷	在手背,第1、2掌骨间,当第2掌骨桡侧的中点处。以一手的拇指指骨关节横纹,放在另一手拇、食指之间的指蹼缘上,当拇指尖下是穴。	头痛,目赤肿痛,鼻衄,齿痛,牙关紧闭,口眼歪斜,耳聋,痄腮,咽喉肿痛,热病无汗,多汗,腹痛,便秘,经闭,滞产。
阳溪	在腕背横纹桡侧,手拇指向上翘时,当拇短伸肌腱与拇长伸肌腱之间的凹陷中。	头痛,目赤肿痛,耳聋,耳鸣,齿痛,咽喉肿痛,手腕痛。
下廉	在前臂背面桡侧,当阳溪与曲池连线上,肘横纹下4寸处。	头痛,眩晕,目痛,肘臂痛,腹胀,腹痛。
上廉	在前臂背面桡侧,当阳溪与曲池连线上,肘横纹下3寸处。	头痛,肩膊酸痛,半身不遂,手臂麻木,肠鸣腹痛。
手三里	在前臂背面桡侧,当阳溪与曲池连线上,肘横纹下2寸处。	齿痛颊肿,上肢不遂,腹痛,腹泻。
曲池	在肘横纹外侧端,屈肘,当尺泽与肱骨外上髁连线中点。	咽喉肿痛,齿痛,目赤痛,瘰疬,瘾疹,热病上肢不遂,手臂肿痛,腹痛吐泻,高血压,癫狂。
臂臑	在臂外侧,三角肌止点处,当曲池与肩髃连线上,曲池上七寸处。	肩臂痛,颈项拘挛,瘰疬,目疾。
肩髃	在臂外侧,三角肌上,上臂外展,或向前平伸时,当肩峰前下方向凹陷处。	肩臂挛痛不遂,瘾疹,瘰疬。
四白	在面部,瞳孔直下,当眶下孔凹陷处。	目赤痛痒,目翳,眼睑动,口眼歪斜,头痛眩晕。

续表

穴位名称	位置	相关疾病
地仓	在面部,口角外侧,上直对瞳孔。	口歪,流涎,眼睑润动。
大迎	在下颌角前方,咬肌附着部前缘,当面动脉搏动处。	口歪,口噤,颊肿,齿痛。
颊车	在面颊部,下颌角前上方约1横指(中指),当咀嚼时咬肌隆起,按之凹陷处。	口歪,齿痛,颊肿,口噤不语。
下关	在面部耳前方,当颧弓与下颌切迹所形成的凹陷中。	耳聋,耳鸣,聤耳,齿痛,口噤,口眼歪斜。
头维	在头侧部,当额角发际上0.5寸,头正中线旁4.5寸。	头痛,目眩,口痛,流泪,眼睑润动。
乳根	在胸部,当乳头直下,乳房根部,当第5肋间隙,距前正中线4寸。	咳嗽,气喘,呃逆,胸痛,乳痈,乳汁少。
梁门	在上腹部,当脐中上4寸,距前正中线2寸。	胃痛,呕吐,食欲不振,腹胀,泄泻。
天枢	在腹中部,平脐中,距脐中2寸。	腹胀肠鸣,绕脐痛,便秘,泄泻,痢疾,月经不调。
水道	在下腹部,当脐中下3寸,距前正中线2寸。	小腹胀满,小便不利,痛经,不孕,疝气。
梁丘	屈膝,大腿前面,当髂前上棘与髌底外侧端的连线上,髌底上2寸。	膝肿痛,下肢不遂,胃痛,乳痈,血尿。
足三里	在小腿前外侧,当犊鼻下3寸,距胫骨前缘一横指(中指)。	胃痛,呕吐,噎膈,腹胀,泄泻,痢疾,便秘,乳痈,肠痈,下肢痹痛,水肿,癫狂,脚气,虚劳羸瘦。
上巨虚	在小腿前外侧,当犊鼻下6寸,距胫骨前缘一横指(中指)。	肠鸣,腹痛,泄泻,便秘,肠痈,下肢痿痹,脚气。
下巨虚	在小腿前外侧,当犊鼻下9寸,距胫骨前缘一横指(中指)。	小腹痛,泄泻,痢疾,乳痈,下肢痿痹。
解溪	在足背与小腿交界处的横纹中央凹陷处,当拇长伸肌腱与趾长伸肌腱之间。	头痛,眩晕,癫狂,腹胀,便秘,下肢痿痹。
内庭	在足背当第2、3跖骨结合部前方凹陷处。	齿痛,咽喉肿病,口歪,鼻衄,胃病吐酸,腹胀,泄泻,痢疾,便秘,热病,足背肿痛。
隐白	在足大趾末节内侧,距趾甲角0.1寸。	腹胀,便血,尿血,月经过多,崩漏,癫狂,多梦,惊风。
三阴交	在小腿内侧,当足内踝尖上3寸,胫骨内侧缘后方。	肠鸣腹胀,泄泻,月经不调,带下,阴挺,不孕,滞产,遗精,阳痿,遗尿,疝气,失眠,下肢痿痹,脚气。

续表

穴位名称	位置	相关疾病
阴陵泉	在小腿内侧,当胫骨内侧踝后下方凹陷处。	腹胀,泄泻,水肿,黄疸,小便不利或失禁,膝痛。
血海	屈膝,在大腿内侧,髌底内侧端上2寸,当股四头肌内侧头的隆起处。	月经不调,崩漏,经闭,瘾疹,湿疹,丹毒。
少海	屈肘,当肘横纹内侧端与肱骨内上髁连线的中点处。	心痛,肘臂挛痛,瘰疬,头项痛,腋胁痛。
阴郄	在前臂掌侧,当尺侧腕屈肌腱的桡侧缘,腕横纹上0.5寸。	心痛,惊悸,骨蒸盗汗,吐血、衄血,暴暗。
少泽	在小指末节尺侧,距指甲角0.1寸。	头痛,目翳,咽喉肿痛,乳痈,乳汁少,昏迷,热病。
天宗	在肩胛部,当冈下窝中央凹陷处,与第4胸椎相平。	肩胛疼痛,气喘,乳痈。
肩外俞	在背部,当第1胸椎棘突下,旁开3寸。	肩背疼痛,颈项强急。
风池	在项部,当枕骨之下,与风府相平,胸锁乳突肌与斜方肌上端之间的凹陷处。	头痛,眩晕,颈项强痛,目赤痛,目泪出,鼻渊,鼻衄,耳聋,气闭,中风,口眼歪斜,疟疾,热病,感冒,瘿气。
肩井	在肩上,前直乳中,当大椎与肩峰端连线的中点上。	肩背痹痛,手臂不举,颈项强痛,乳痈,中风,瘰疬,难产,诸虚百损。
阳陵泉	在小腿外侧,当腓骨小头前下方凹陷处。	半身不遂,下肢痿痹、麻木,膝肿痛,脚气,胁肋痛,口苦,呕吐,黄疸,小儿惊风,破伤风。
行间	在足背侧,当第1、2趾间,趾蹼缘的后方赤白肉际处。	月经过多,闭经,痛经,白带,阴中痛,遗尿,淋疾,疝气,胸胁满痛,呃逆,咳嗽,洞泻,头痛,眩晕,目赤痛,青盲,中风,癫痫,瘛疭,失眠,口㖞,膝肿,下肢内侧痛,足跗肿痛。
太冲	在足背侧,当第1跖骨间隙的后方凹陷处。	头痛,眩晕,疝气,月经不调,癃闭,遗尿,小儿惊风,癫狂,痫证,胁痛,腹胀,黄疸,呕逆,咽痛嗌干,目赤肿痛,膝股内侧痛,足跗肿,下肢痿痹。
章门	在侧腹部,当第11肋游离端的下方。	腹痛,腹胀,肠鸣,泄泻,呕吐,神疲肢倦,胸胁痛,黄疸,痞块,小儿疳积,腰脊痛。
曲骨	在下腹部,当前正中线上,耻骨联合上缘的中点处。	少腹胀满,小便淋沥,遗尿,疝气,遗精阳痿,阴囊湿痒,月经不调,赤白带下,痛经。

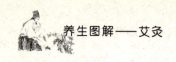

续表

穴位名称	位置	相关疾病
中极	在下腹部,前正中线上,当脐中下4寸。	小便不利,遗溺不禁,阳痿,早泄,遗精,白浊,疝气偏坠,积聚疼痛,月经不调,阴痛,阴痒,痛经,带下,崩漏,阴挺,产后恶露不止,胞衣不下,水肿。
关元	在下腹部,前正中线上,当脐中下3寸。	中风脱证,虚劳冷惫,羸瘦无力,少腹疼痛,霍乱吐泻,痢疾,脱肛,疝气,便血,溺血,小便不利,尿频,尿闭,遗精,白浊,阳痿,早泄,月经不调,经闭,经痛,赤白带下,阴挺,崩漏,阴门瘙痒,恶露不止,胞衣不下,消渴,眩晕。
气海	在下腹部,前正中线上,当脐中下1.5寸。	绕脐腹痛,水肿鼓胀,脘腹胀满,水谷不化,大便不通,泄痢不禁,癃淋,遗尿,遗精,阳痿,疝气,月经不调,痛经,经闭,崩漏,带下,阴挺,产后恶露不止,胞衣不下,脏气虚惫,形体羸瘦,四肢乏力。
神阙	在腹中部,脐中央。	中风虚脱,四肢厥冷,尸厥,风痫,形惫体乏,绕脐腹痛,水肿鼓胀,脱肛,泄利,便秘,小便不禁,五淋,妇女不孕。本穴禁针。
中脘	在上腹部,前正中线上,当脐中上4寸。	胃脘痛,腹胀,呕吐,呃逆,翻胃,吞酸,纳呆,食不化,疳积,膨胀,黄疸,肠鸣,泄利,便秘,便血,胁下坚痛,虚劳吐血,哮喘,头痛,失眠,惊悸,怔忡,脏躁,癫狂,痫证,尸厥,惊风,产后血晕。
上脘	在上腹部,前正中线上,当脐中上5寸。	胃脘疼痛,腹胀,呕吐,呃逆,纳呆,食不化,黄疸,泄利,虚劳吐血,咳嗽痰多,癫痫。
膻中	在胸部,当前正中线上,平第4肋间,两乳头连线的中点。	咳嗽,气喘,咯唾脓血,胸痹心痛,心悸,心烦,产妇少乳,噎嗝,膨胀。
天突	在颈部,当前正中线上胸骨上窝中央。	咳嗽,哮喘,胸中气逆,咯唾脓血,咽喉肿痛,舌下急,暴喑,瘿气,噎嗝,梅核气。
长强	在尾骨端下,当尾骨端与肛门连线的中点处。	泄泻,痢疾,便秘,便血,痔疾,癫狂,脊强反折,癃淋,阴部湿痒,腰脊、尾骶部疼痛。
腰俞	在骶部,当后正中线上,适对骶管裂孔。	腰脊强痛,腹泻,便秘,痔疾,脱肛,便血,癫痫,淋浊,月经不调,下肢痿痹。

附录二：艾灸常用穴位速查表

续表

穴位名称	位置	相关疾病
腰阳关	在腰部，当后正中线上，第4腰椎棘突下凹陷中。	腰骶疼痛，下肢痿痹，月经不调，赤白带下，遗精，阳痿，便血。
天柱	在项部大筋（斜方肌）外缘之后发际凹陷中，约当后发际正中旁开1.3寸。	头痛，项强，鼻塞，癫狂痫，肩背病，热病。
大杼	在背部，当第1胸椎棘突下，旁开1.5寸。	咳嗽，发热，项强，肩背痛。
风门	在背部，当第2胸椎棘突下，旁开1.5寸。	伤风，咳嗽，发热头痛，项强，胸背痛。
肺俞	在背部，当第3胸椎棘突下，旁开1.5寸。	咳嗽，气喘，吐血，骨蒸，潮热，盗汗，鼻塞。
厥阴俞	在背部，当第4胸椎棘突下，旁开1.5寸。	咳嗽，心痛，胸闷，呕吐。
心俞	在背部，当第5胸椎棘突下，旁开1.5寸。	心痛，惊悸，咳嗽，吐血，失眠，健忘，盗汗，梦遗，癫痫。
督俞	在背部，当第6胸椎棘突下，旁开1.5寸。	心痛，胸闷，腹痛，寒热，气喘。
膈俞	在背部，当第7胸椎棘突下，旁开1.5寸。	呕吐，呃逆，气喘，咳嗽，吐血，潮热，盗汗。
肝俞	在背部，当第9胸椎棘突下，旁开1.5寸。	黄疸，胁痛，吐血，目赤，目眩，雀目，癫狂痫，脊背痛。
胆俞	在背部，当第10胸椎棘突下，旁开1.5寸。	黄疸，口苦，肋痛，肺痨，潮热。
脾俞	在背部，当第11胸椎棘突下，旁开1.5寸。	腹胀，黄疸，呕吐，泄泻，痢疾，便血，水肿，背痛。
胃俞	在背部，当第12胸椎棘突下，旁开1.5寸。	胸胁痛，胃脘痛，呕吐，腹胀，肠鸣。
三焦俞	在腰部，当第1腰椎棘突下，旁开1.5寸。	肠鸣，腹胀，呕吐，泄泻，痢疾，水肿，腰背强痛。
肾俞	在腰部，当第2腰椎棘突下，旁开1.5寸。	遗尿，遗精，阳痿，月经不调，白带，水肿，耳鸣，耳聋，腰痛。
气海俞	在腰部，当第3腰椎棘突下，旁开1.5寸。	肠鸣腹胀，痔漏，痛经，腰痛。
大肠俞	在腰部，当第4腰椎棘突下，旁开1.5寸。	腹胀，泄泻，便秘，腰痛。
关元俞	在腰部，当第5腰椎棘突下，旁开1.5寸。	腹胀，泄泻，小便频数或不利，遗尿，腰痛。

续表

穴位名称	位置	相关疾病
小肠俞	在骶部,当骶正中嵴旁1.5寸,平第1骶后孔。	遗精,遗尿,尿血,白带,小腹胀痛,泄泻,痢疾,疝气,腰腿痛。
膀胱俞	在骶部,当骶正中嵴旁1.5寸,平第2骶后孔。	小便不利,遗尿,泄泻,便秘,腰脊强痛。
命门	在腰部,当后正中线上,第2腰椎棘突下凹陷中。	虚损腰痛,脊强反折,遗尿,尿频,泄泻,遗精,白浊,阳痿,早泄,赤白带下,胎屡坠,五劳七伤,头晕耳鸣,癫痫,惊恐,手足逆冷。
至阳	在背部,当后正中线上,第7胸椎棘突下凹陷中。	胸胁胀痛,腹痛黄疸,咳嗽气喘,腰背疼痛,脊强,身热。
灵台	在背部,当后正中线上,第6胸椎棘突下凹陷中。	咳嗽,气喘,项强,脊痛,身热,疔疮。
身柱	在背部,当后正中线上,第3胸椎棘突下凹陷中。	身热头痛,咳嗽,气喘,惊厥,癫狂痫证,腰脊强痛,疔疮发背。
大椎	在后正中线上,第7颈椎棘突下凹陷中。	热病,疟疾,咳嗽,喘逆,骨蒸潮热,项强,肩背痛,腰脊强,角弓反张,小儿惊风,癫狂痫证,五劳虚损,七伤乏力,中暑,霍乱,呕吐,黄疸,风疹。
百会	在头部,当前发际正中直上5寸,或两耳尖连线中点处。	头痛,眩晕,惊悸,健忘,尸厥,中风不语,癫狂,痫证,癔病,耳鸣,鼻塞,脱肛,痔疾,阴挺,泄泻。